"どうすればよいか？に答える"

せん妄のスタンダードケア Q&A 100

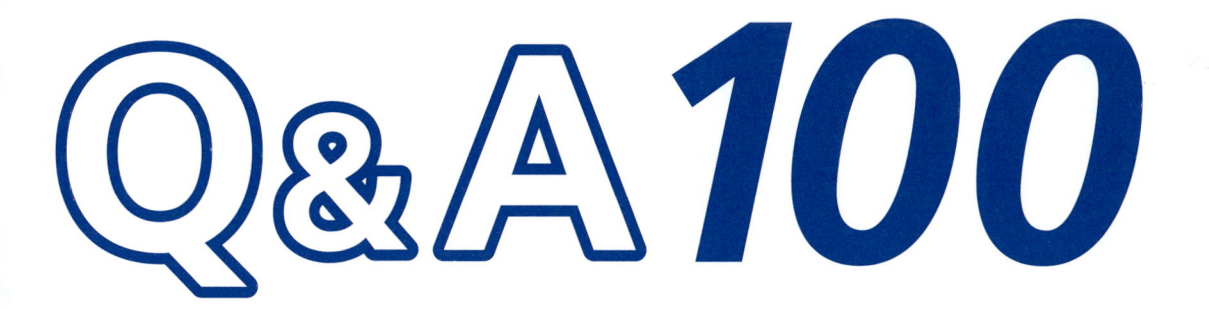

編集

酒井 郁子
千葉大学大学院看護学研究科

渡邉 博幸
千葉大学社会精神保健教育研究センター

南江堂

執筆者一覧

■ 編集

酒井　郁子	（さかい　いくこ）	千葉大学大学院看護学研究科
渡邉　博幸	（わたなべ　ひろゆき）	千葉大学社会精神保健教育研究センター

■ 執筆（掲載順）

綿貫　成明	（わたぬき　しげあき）	国立看護大学校
酒井　郁子	（さかい　いくこ）	千葉大学大学院看護学研究科
寺井美峰子	（てらい　みねこ）	聖路加国際メディカルセンターQIセンター
渡邉　博幸	（わたなべ　ひろゆき）	千葉大学社会精神保健教育研究センター
平野　成樹	（ひらの　しげき）	千葉大学医学部附属病院神経内科
西森　孝典	（にしもり　たかのり）	千葉大学医学部附属病院食道胃腸外科
小林　一貴	（こばやし　かずき）	千葉大学医学部附属病院糖尿病・代謝・内分泌内科
松岡　千代	（まつおか　ちよ）	佛教大学保健医療技術学部看護学科
長谷川　直	（はせがわ　ただし）	千葉大学医学部附属病院精神神経科
榎原　雅代	（えのはら　まさよ）	千葉大学医学部附属病院精神神経科
窪田　容子	（くぼた　ようこ）	千葉大学医学部附属病院看護部
佐藤　克行	（さとう　かつゆき）	千葉大学医学部附属病院看護部
瀬尾　智美	（せお　ともみ）	千葉大学医学部附属病院看護部
諏訪さゆり	（すわ　さゆり）	千葉大学大学院看護学研究科
石川　芳子	（いしかわ　よしこ）	NTT東日本伊豆病院看護部
塩田美佐代	（しおた　みさよ）	NTT東日本伊豆病院看護部
小林　美亜	（こばやし　みあ）	千葉大学大学院看護学研究科
長谷川真澄	（はせがわ　ますみ）	札幌医科大学保健医療学部看護学科
今村　礼菜	（いまむら　あやな）	千葉大学医学部附属病院看護部
茂呂　悦子	（もろ　えつこ）	自治医科大学附属病院看護部
藤井　和世	（ふじい　かずよ）	国保旭中央病院神経精神科
八代　英子	（やしろ　えいこ）	千葉大学医学部附属病院麻酔・疼痛・緩和医療科
田口奈津子	（たぐち　なつこ）	千葉大学医学部附属病院麻酔・疼痛・緩和医療科
森　　珠美	（もり　たまみ）	ニューハート・ワタナベ国際病院看護部
林　　直子	（はやし　なおこ）	聖路加国際大学看護学部
藤澤　陽子	（ふじさわ　ようこ）	千葉大学医学部附属病院看護部
杉山　智子	（すぎやま　ともこ）	順天堂大学医療看護学部
藤田　冬子	（ふじた　ふゆこ）	神戸女子大学健康福祉学部
齋賀　孝久	（さいが　たかひさ）	成田赤十字病院精神神経科
杉山　良子	（すぎやま　よしこ）	パラマウントベッド技術本部

内田　明子	（うちだ　あきこ）	聖隷横浜病院看護部
吉田　千文	（よしだ　ちふみ）	聖路加国際大学看護学部
湯浅美千代	（ゆあさ　みちよ）	順天堂大学医療看護学部
赤田　弘一	（あかだ　ひろかず）	成田赤十字病院精神神経科
三木　明子	（みき　あきこ）	筑波大学医学医療系
黒河内仙奈	（くろこうち　かな）	千葉大学大学院看護学研究科
菅原　聡美	（すがわら　さとみ）	千葉大学医学部附属病院看護部
大上　俊彦	（おおかみ　としひこ）	亀田総合病院心療内科・精神科
矢野かおり	（やの　かおり）	平塚共済病院看護部
瀧口　章子	（たきぐち　しょうこ）	千葉大学医学部附属病院看護部
宮武　良輔	（みやたけ　りょうすけ）	医療法人社団美樹会マリアの丘クリニック
小倉　浩史	（おぐら　ひろし）	国保旭中央病院神経精神科
田頭小百合	（たがしら　さゆり）	袖ヶ浦さつき台病院精神科
吉村　政之	（よしむら　かずゆき）	国立病院機構千葉医療センター精神神経科
石井伊都子	（いしい　いつこ）	千葉大学医学部附属病院薬剤部
増田　和司	（ますだ　かずし）	前千葉大学医学部附属病院薬剤部
須藤　知子	（すどう　ともこ）	千葉大学医学部附属病院薬剤部
鈴木　貴明	（すずき　たかあき）	千葉大学医学部附属病院薬剤部
林　　彰子	（はやし　あきこ）	千葉大学医学部附属病院薬剤部
築地茉莉子	（つきじ　まりこ）	千葉大学医学部附属病院薬剤部
田邉　知己	（たなべ　ともみ）	千葉大学医学部附属病院薬剤部
石島　彩子	（いしじま　あやこ）	千葉大学医学部附属病院薬剤部
内田　雅士	（うちだ　まさし）	千葉大学医学部附属病院薬剤部
山本　晃平	（やまもと　こうへい）	千葉大学医学部附属病院薬剤部

序　文

　せん妄は，患者さん・ご家族にも医療者側にとっても大きな混乱・困惑・危険を招く，頻度の高い合併症です．にもかかわらず，その対策への集学的な取り組みは未だ十分とは言えません．ことに，激しい精神運動興奮の状態では，安全の確保や医療処置の継続のために，鎮静や薬剤選択に関心が傾きがちです．鎮静薬の一時的使用は，やむを得ない処置のこともありますが，それは，せん妄の根本的な治療ではありません．「治療を安全確実に継続する」ための，医療者側の都合のこともあるのです．また，せん妄は人手の手薄な夜間に顕在化するという特性もあって，事前の準備や事後の頻繁な観察が不十分になった結果，思わぬ医療事故を招き，患者家族側，医療者側双方に本来避けられるはずの苦悩を与えることも少なくありません．

　せん妄ケアには，エビデンスに基づいた標準化された治療ケアの提供システムと，その場その時に臨機応変に患者志向で対応する援助スキルと，医療者の人格的強さが求められます．そして専門職連携実践能力が重要です．
　本書は，そのようなせん妄ケアに関する100個の質問と答えから成り立っています．執筆の方々は，千葉大学医学部附属病院をはじめとする急性期医療の場でせん妄の治療・ケアにあたっている医師，薬剤師，看護師と，せん妄ケアに関する研究者です．また本書の編集を担当した酒井と渡邉は，所属する組織においてせん妄ケア研究会，専門職連携教育，チームマネジメントに関してのプロジェクトを運営した経験から本書に深く携わることになりました．

　私たちは，千葉大学でせん妄ケア研究会を長く開催してきました．そのきっかけは，看護師たちの，「患者さんもご家族も，スタッフもつらい思いをする，せん妄症状への対応をなんとかしたい！」という強い思いでした．一ヵ月に一度，カンファレンスルームで非公式に開催されていた研究会はいつしか，大きくなり，協力者も増えました．そして千葉大学では，専門職連携教育（亥鼻IPE）が開始され，大学病院では多職種チームが当たり前のことになりました．せん妄ケア研究会は，大学病院の公的な委員会に位置付けられる「多職種せん妄ケアマネジメントチーム」へと成長しました．このような経過の中で，ベッドサイドで，患者さんとご家族，そして医療者がせん妄ケアの困難に直面し，解決しようとしてきた事柄がたくさんありました．この本には，私たちがであった，せん妄ケアに関する困難を解決する糸口となるヒントが詰まっています．

本書は,「せん妄が起きたときにどうするか?」という問いだけでなく,「せん妄を防ぐにはどうするか?」「いかに,初期段階で患者さんの変化をキャッチし,早期ケアするか?」にも主眼が置かれています.そして,そのような早期発見と早期ケアを実行するための多職種チームづくりについてもページを割いています.

　せん妄を「薬剤鎮静任せ」にするのではなく,発症自体を減らしていく試みは,医療判断・技術の共有化,患者本位の医療の推進につながる今日的テーマです.そして,「良い医療の担い手になる」という志をもって入職したのに,いつの間にか,ルーチン業務の忙しさに追われ,仕事に疲弊してしまう私たちの現実を見直し,転換するきっかけにもつながるものです.

　もちろん,この本を編んだ第一の目的は,日々現場で悩みながら実践している読者の皆さんに,「すぐに役立つ」ものを作りたいということでした.ベッドサイドで,勤務室で,ぱっと読めて,具体的な示唆があること,根拠に裏付けられていること,知りたい答えがそこにあること,多職種で共有すべき基本的で確かな知識がわかりやすく示されていること.これまでチームで活動してきた人たちおよび全国の研究者,実践者と,そのような本を目指しました.それぞれの分担執筆者の文章の行間に垣間見る,「多職種協働を軸とした医療実践モデルとしてせん妄ケアを実現したい」という思いを感じていただけたら,編集者として何よりの喜びです.

本書の使い方

　第11章まであるQ&Aは以下のような構成になっています.まず第1章と第2章では,せん妄に関して,最低限把握しておいた方がよい情報を簡潔にまとめています.まずここをお読みください.第3章から第4章は,せん妄が起きそうなとき,実際に起きてしまったときに,その都度参考にできるように作りました.第5章ではご家族への対応についてまとめています.第6章ではせん妄予防に関する基本的な考え方と方策を示しました.第7章,第8章は,身体拘束と患者安全に関するエビデンスや政策動向をまとめています.ベッドサイドで生じ,スタッフを苦悩させがちな「患者さんの尊厳か,安全か」という価値の対立について,少しでも解決の糸口となることを目指して構成してあります.第9章は本書の中で最も多くのページを割いています.専門職間の連携について,総論からケース紹介まで展開しています.参考にしていただければと思います.第10章は,せん妄の病態について,突っ込んだ議論をわかりやすくまとめました.興味のある方,ぜひご覧になってください.第11章はせん妄に関連したくすりのQ&Aです.千葉大学医学部附属病院の薬剤部が全面的に引き受けてくださいました.この章があることは本書の大きな強みとなっています.

　Q&Aで1から2ページになるように,図表と文章を厳選しました.簡潔で信頼性

の高い表現を心がけました．さらに情報を得たい読者の方は，引用文献にあたってください．

最後に

　本書のQ&Aの質問は，実際にせん妄患者さんをケアした体験をもつ看護師，医師，薬剤師と対話しながら，考え抜いたものです．100個に絞るのがかなり大変でしたし，これからも新たな質問が生まれてくることだろうと思います．

　また，なるべく実証的なデータに基づいた作成を心がけましたが，より新しい知見，より優れた実践によって，置き換えるべき箇所も当然出てきます．お気づきの点があれば忌憚のないご意見をいただけますと幸甚です．なお，方法論については，各ご施設の特性や主に対象としている患者層に合わせて，実効性を吟味の上，援用・活用いただくよう，切にお願い申し上げます．

　実践の改善には，新しい知識及び技術の獲得，それを支援するマネジメントが重要です．本書が，職種や職位を越えて，共に常に，患者さんとご家族を志向した治療・ケアを目指すための一助となることを願っています．

2014年3月

酒井郁子
渡邉博幸

contents
"どうすればよいか？に答える"
せん妄のスタンダードケア
Q&A 100

第1章　せん妄って何だろう？

患者さんからみたせん妄
- **Q1** せん妄の体験は当事者からどう語られているのですか？　綿貫成明　2
- **Q2** せん妄は患者さんの回復や予後にどのような影響を及ぼすのですか？　綿貫成明　4

医療者からみたせん妄
- **Q3** せん妄ケアはなぜむずかしいのですか？　酒井郁子　5
- **Q4** せん妄は看護師にとってどのような影響があるのですか？　酒井郁子　6
- **Q5** せん妄は医療チームにとってどのような影響があるのですか？　酒井郁子　7
- **Q6** せん妄は医療組織にとってどのような影響があるのですか？　寺井美峰子　8

せん妄とそうでないものを区別する
- **Q7** 不穏，危険行動，混乱，意識障害，興奮など，せん妄様の状態を表現するいろいろな用語がありますが，どう違いますか？　綿貫成明　9
- **Q8** せん妄の具体例にはどのようなものがありますか？　渡邉博幸　11
- **Q9** せん妄と認知症の違いは何ですか？　渡邉博幸　13
- **Q10** せん妄と環境への不適応との違いはどう判断すればよいですか？　渡邉博幸　15

第2章　せん妄ケアの見取り図

せん妄ケアの基本的な考え方
- **Q11** せん妄ケアの基本は何ですか？　酒井郁子　18

治療の基本的な考え方と実際
- **Q12** せん妄のとらえ方や治療方針は，診療科ごとに異なるのですか？　渡邉博幸　19
- **Q13** 精神科医はせん妄の治療をどう考え，どう行いますか？　渡邉博幸　21
- **Q14** 内科医はせん妄の治療をどう考え，どう行いますか？　平野成樹　23
- **Q15** 外科医はせん妄の治療をどう考え，どう行いますか？　西森孝典　24
- **Q16** 老年科医はせん妄の治療をどう考え，どう行いますか？　小林一貴　25

ガイドラインを現場で活用する

- Q17　ガイドラインって何ですか？　具体的にどう役立つのですか？　松岡千代　26
- Q18　せん妄治療ガイドラインにはどのようなものがありますか？　長谷川 直　27
- Q19　「ガイドラインを現場で活用する」というのは，具体的にどうすることですか？
　　　　　　　　　　　　　　　　　　　　　　　　　　　　　　　　　　　　松岡千代　29

第3章　せん妄を早くみつけるために

せん妄のアセスメント・診断

- Q20　そもそも……アセスメントとは？　診断とは？　評価とは？　小林美亜　32
- Q21　怪しいなと思ったとき，まず何に注目したらよいですか？　長谷川真澄　34
- Q22　ナースコールを何度も押して，つじつまの合わない言葉を繰り返しますが，これはせん妄ですか？　長谷川真澄　36
- Q23　せん妄はどのように診断しますか？　榎原雅代　37
- Q24　せん妄の診断・評価が簡便にできる基準やツールはありませんか？　榎原雅代　39
- Q25　せん妄にはいくつかのタイプがあるのですか？　長谷川 直　41

せん妄の発症を予測する

- Q26　なぜ，せん妄発症を予測する必要があるのですか？　長谷川真澄　42
- Q27　せん妄を発症しやすい患者さんはどう見分けますか？　長谷川真澄　43
- Q28　せん妄を起こすことは直観的にわかっても，具体的な対応・ケアがうまくできず困っています．どうしたらよいですか？　長谷川真澄　44

第4章　せん妄は起きたら，こう対応しよう

せん妄への対応方法の基本

- Q29　せん妄の重症化を防ぐためにできることは何ですか？　綿貫成明　46
- Q30　せん妄の長期化を防ぐためにできることは何ですか？　酒井郁子　48
- Q31　夜間にせん妄が起こった……どうすればよいですか？　今村礼菜　49
- Q32　1対1の局面で患者さんがせん妄を発症しているところに遭遇したら，どう対応したらよいですか？　瀬尾智美　50
- Q33　せん妄を誘発・エスカレートさせるコミュニケーションとはどのようなものですか？
　　　　　　　　　　　　　　　　　　　　　　　　　　　　　　　　　　　　諏訪さゆり　51

ICUにおけるせん妄

- Q34　ICUにおいて低活動型せん妄がとくに危険なのはなぜですか？　茂呂悦子　52
- Q35　ICUにおいて患者さんがせん妄になると予後がよくないって本当ですか？　茂呂悦子　53
- Q36　ICUで患者さんのせん妄のアセスメントに使われるCAM–ICUは，具体的にどう使うのですか？　茂呂悦子　54

- Q37 せん妄を鎮めるにはサーカディアンリズムの調整が必要と聞きますが，ICUではどうしても治療が優先されてしまう……どう調整すればよいですか？　茂呂悦子　56
- Q38 ICUでは転倒転落事故やカテーテル・チューブ類の計画外抜去を予防するため，身体拘束を積極的に行う方がよいのですか？　茂呂悦子　57

術後せん妄
- Q39 術前からの不安緊張とせん妄に関連はありますか？　どのようなケアをすればよいですか？　今村礼菜　58
- Q40 術後の経過とせん妄に関係はありますか？　藤井和世　59
- Q41 術後疼痛とせん妄に関係はありますか？　八代英子，田口奈津子　60
- Q42 ドレーンやカテーテルなどのライン類の管理において，どのようなせん妄ケアを行えばよいですか？　森　珠美，林　直子　61

終末期におけるせん妄
- Q43 終末期にはどのようなせん妄ケアを行えばよいですか？　藤澤陽子　62

認知症患者さんのせん妄
- Q44 認知症の患者さんのせん妄ケアでとくに注意することは何ですか？　杉山智子　63

第5章　家族に何を伝えるか

家族に何を伝えるか
- Q45 せん妄のハイリスク患者さんの家族に何を伝えればよいですか？　藤田冬子　66
- Q46 術後のせん妄リスクについて，家族または本人に伝えるタイミングはいつがよいですか？　藤田冬子　67
- Q47 せん妄を起こすことを想定していなかった患者さんが発症したとき，家族に何を伝えればよいですか？　藤田冬子　68

第6章　こころがけたい，普段のせん妄予防策

せん妄予防の効果と評価
- Q48 せん妄予防の効果がわかりにくいです．どのように評価するとよいですか？　寺井美峰子　70

せん妄を誘発しにくい環境をつくる
- Q49 せん妄を誘発しにくい環境づくりとはどのようなものですか？　松岡千代　71

生活リズムと生活機能を維持する

- **Q50** 生活リズムとは何ですか？　酒井郁子　73
- **Q51** 生活リズムと生活機能を維持・回復することは，せん妄患者さんにとってどのような効果があるのですか？　酒井郁子　74
- **Q52** 急性期の病棟で生活リズムを整えるコツはありますか？　石川芳子，塩田美佐代　75

第7章　身体拘束とせん妄ケア

身体拘束とせん妄ケア

- **Q53** そもそも身体拘束はどんな人に，何の目的で，どのような手順で行われるのですか？　齋賀孝久　78
- **Q54** 厚生労働省の介護保険施設における身体拘束3原則とは何ですか？　諏訪さゆり　79
- **Q55** 身体拘束について家族に誰がどう説明したらよいのですか？　湯浅美千代　80
- **Q56** 一般病院での身体拘束には，どのような法律的・倫理的問題があるのですか？　杉山良子　81
- **Q57** せん妄になっている人に身体拘束をすると，どんなことが起こるのですか？　綿貫成明　82
- **Q58** どういうときに抑制すべきなのか，解除すべきなのかあいまいです．どうしたらよいですか？　内田明子　83
- **Q59** 急性期病院に入院する高齢者がせん妄を発症した場合に身体拘束は必要ですか？　藤田冬子　85
- **Q60** 急性期病院で身体拘束を行わないということが可能ですか？　吉田千文　86

第8章　せん妄ケアで安全を確認するために

患者安全からみたせん妄ケア

- **Q61** 患者安全に向けた病院全体の取り組みとせん妄ケアはどうのように関連していますか？　小林美亜　88
- **Q62** せん妄になりかけている人の転倒を予防したい……効果的な方法はありますか？　湯浅美千代　89

鎮静の判断と実際

- **Q63** 鎮静に関する基本的な考え方がわかりません．医師によっても微妙に違います．原則は何ですか？　赤田弘一　91

暴力から身を守る

- **Q64** 患者さんが暴れ自分の身の危険を感じたとき，どうすればよいですか？　三木明子　92

第9章　チームとしてせん妄ケアに取り組もう

せん妄に強い組織をつくる
- **Q65** 多職種チームにおけるせん妄ケアにはどんな効果がありますか？　綿貫成明　96
- **Q66** せん妄ケアを提供するためのチームにはどのようなものがありますか？ また、どのようにつくったらよいですか？　酒井郁子　98
- **Q67** せん妄ケアでは医師の治療方針と看護方針の調整がむずかしいことが多いのですが、それはなぜですか？ またどうしたらよいですか？　酒井郁子　99
- **Q68** 慣習的な治療や処方が病棟からなくなりません……どうすればよいですか？　窪田容子　100
- **Q69** せん妄の患者さんへの治療とケアの統一がむずかしい……どうすればよいですか？　佐藤克行，酒井郁子　101

せん妄ケアの記録方法
- **Q70** 継続的にせん妄ケアに関する記録を行うためにはどうしたらよいですか？　寺井美峰子　102
- **Q71** せん妄ケアにおいて、最低限記録しなければならない事柄は何ですか？　黒河内仙奈　103

せん妄ケアにおけるストレスマネジメント
- **Q72** せん妄ケアの際の看護師のストレスマネジメントについて、効果的な方法はありますか？　瀬尾智美　104
- **Q73** 自分の置かれた状況を突き放してみられるユーモアの大切さってどういうことですか？　窪田容子　106
- **Q74** せん妄ケアに困難感が強い……どうしたらよいですか？　石川芳子，塩田美佐代　107
- **Q75** 自分にはできない、手に余ると思ったらフロントラインに行かない、ということが許されますか？　菅原聡美　108

せん妄ケアチームの構築と運営
- **Q76** リエゾンチームはどのように構築すればよいですか？　大上俊彦　109
- **Q77** リエゾンチームの運営で大切なことは何ですか？　大上俊彦　111
- **Q78** 病院全体のせん妄ケアを改善するために、責任者としてどのように取り組んだらよいですか？　矢野かおり　113
- **コラム** 責任者が病院全体のせん妄ケアの改善に取り組んだ実例　矢野かおり　114
- **Q79** せん妄ケア実践のためのコミュニティについて教えてください．　瀧口章子　116
- **コラム** せん妄研究会から多職種チームへの発展の実例　瀧口章子　117

第10章　あらためて、せん妄とは何か

せん妄とは何か

- Q80　そもそもせん妄の定義は何ですか？　長谷川　直　120
- Q81　療養の場の違いでせん妄の頻度に違いはありますか？　長谷川　直　121
- Q82　せん妄の原因によって症状・経過が異なることがありますか？　宮武良輔　122

せん妄はなぜ、どのように生じるのか

- Q83　せん妄の原因となる準備因子，誘発因子，直接因子とは何ですか？　綿貫成明　123
- コラム　せん妄の準備因子-直接因子モデル　綿貫成明　124
- Q84　せん妄はどのようなメカニズムで発症するのですか？　綿貫成明　125
- Q85　せん妄が発症するとき，身体に何が起こっているのですか？　綿貫成明　127
- Q86　せん妄が発症するとき，脳で何が起こっているのですか？　綿貫成明　128
- コラム　なぜ抗コリン作用薬でせん妄が生じやすいのか　綿貫成明　129
- Q87　せん妄が発症するとき，細胞レベルで何が起こっているのですか？　綿貫成明　130
- コラム　炎症反応はせん妄の長期化・発症率の上昇と関係する　綿貫成明　131
- Q88　せん妄を起こす直接の原因にはどのような疾患がありますか？　小倉浩史　132
- Q89　せん妄を誘発してしまうのはどのような要因ですか？　田頭小百合　133
- Q90　せん妄が発症しやすい人はどのような人ですか？　吉村政之　134

第11章　せん妄を起こすくすり、鎮めるくすり

せん妄を起こしやすいくすり

- Q91　せん妄を起こしやすいくすりには何がありますか？　増田和司　136
- Q92　薬剤性せん妄を起こしやすいのはどんな患者さんですか？　増田和司　138
- Q93　ベンゾジアゼピン系薬剤はせん妄を起こすことがあるため使わない方がよいですか？　須藤知子，石井伊都子　139
- コラム　アルコール離脱せん妄とベンゾジアゼピン系薬剤　渡邉博幸　141

せん妄を鎮めるくすり

- Q94　せん妄を鎮めるくすりには何がありますか？　鈴木貴明　142
- Q95　メジャートランキライザーって何ですか？　林　彰子，石井伊都子　144
- Q96　抗精神病薬で定型・非定型とは何ですか？　築地茉莉子，石井伊都子　145
- Q97　鎮静薬を使うタイミング，解除のタイミングはどう考えればよいですか？　田邉知己，石井伊都子　147
- Q98　せん妄状態が落ち着いている日は，くすりを使わなくてもよいですか？　石島彩子，石井伊都子　148

薬剤の副作用をみる

Q99 せん妄の症状が薬剤による副作用なのかを見極めたいときはどうすればよいですか？
内田雅士, 石井伊都子　149

Q100 せん妄を起こすので本当はこのくすりは使いたくないと思っても, 医師から投薬指示が出てしまって困っています. そのような場合, どうしたらよいですか？
山本晃平, 石井伊都子　150

コラム　なぜ抗精神病薬は高齢者に使いにくいのか　平野成樹　151

コラム　ベンゾジアゼピン系薬剤がせん妄を起こしやすいしくみ　渡邉博幸　151

コラム　せん妄の薬剤鎮静を安全に実施するために　渡邉博幸　152

索引

第1章

せん妄って何だろう？

患者さんからみたせん妄

Q1 せん妄の体験は当事者からどう語られているのですか？

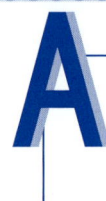

A せん妄の患者さんは，困惑するような，恐怖や逃亡のストーリーを体験しています．現実を歪んで知覚しており，その状況から逃げられない恐怖や苦痛を感じています．周囲のできごとを敏感に感じとりますが，コミュニケーションがむずかしいと感じています．

●患者さんの半数はせん妄の体験を記憶している

せん妄を体験した外科の術後患者さん[1]，内科系疾患をもつ高齢患者さんへのインタビュー調査のレビュー[2,3]から，患者さんの体験した内容が明らかにされています（表1）．心臓の術後患者さんのインタビュー[1]では，せん妄の記憶がまったくない患者さんが約半数いましたが，回復の途中から記憶がある患者さんや，せん妄の体験中のことを鮮明に記憶している患者さんもいました．

●患者さんの行動を解釈するときの手がかり

せん妄の患者さんは，周囲に対して非常に過敏な状態となります[1,2]．混乱した意識の中でも，患者さんはさまざまなできごと，たとえば起き上がろうとして阻止されたり，医療者からイライラした表情や口調で話しかけられたりするのを，敏感に感じ取っています．そのため，患者さんは自分が「疑われている」「軽蔑されている」と思い込みやすいのです．

その一方で，患者さんはコミュニケーションを図ることがむずかしいと感じています．混乱した中で医療者から話しかけられても，何を聞かれているのか分からず，また自分の言いたいことをうまく伝えられないもどかしさを感じています．このように，恐怖心と逃亡願望，そして無力感から猜疑心が高まり，家族や医療者とうまくかかわることができず，怒りの感情を彼らに向けたりベッドから抜け出そうとしたりする行動に出るのです．

表1　せん妄の体験の特徴

- せん妄の発症前後で，患者さん自身の「ストーリー」としては連続している．一方，その「ストーリー」は過去と現在・場所・人物が劇的に変化しながら展開し，現実か非現実か患者さん自身に理解できない困惑するようなものである．
- 現実のできごとを一部知覚しているものの，多くの場合は歪んで知覚している（ICUの光景を「裸の人を囲んで人体実験していた」など）．
- 夢を見ているような感覚や，「ぞっとする」ような不快な幻覚がある（亡くなった家族・友人が登場するなど）．
- このようなストーリーは患者さんの意思に関係なく展開するため，患者さんは見えない力で閉じ込められている感覚をもつ．
- 展開されるストーリーを理解できず，その状況を自分でコントロールできないため，自分の尊厳が脅かされていると感じ，孤立感や恐怖心を抱いている．

もっとくわしく

せん妄からの回復後も患者さんはさまざまな印象・感情をもつ

- せん妄を発症した患者さんの体験のインタビュー[1]からは、患者さんがせん妄から回復する過程で、認知や知覚の記憶、せん妄で体験したストーリーが分断化され、現実感が希薄化していることが示されました。その一方で、恐怖や苦痛などの情動の記憶は長く残ることが示されています。
- また、いくつかのインタビュー調査のレビューから[2,3]、せん妄から回復した後に患者さんが抱く感情についても特徴がみられます（表2）。

表2　せん妄から回復した後に患者さんが抱く感情

- せん妄を発症中の自分の行動を振り返り、恥ずかしいと思い、自責の念を抱く。
- せん妄の原因や体験した内容の意味を理解しようとし、自分なりに意味づけようとする。
- せん妄の体験を忘れようとしたり隠そうとしたりする。

せん妄からの回復後もこころのケアが重要

- インタビュー当初は体験を話すことに拒否的だった患者さんが、徐々に体験を語るようになり、体験した内容が現実ではなかったことを理解し、その意味について自分なりの答えを示すようになることもあります。
- せん妄の体験を話すことは患者さんにとってつらいものですが、傾聴してもらえる相手に体験を話すことで、感情を言語化して他者と共有する機会となり、解放感を抱く患者さんもいます。
- 患者さんが体験を語りたいという場合は、傾聴の機会を設けるなど「アフターケア」が重要となります。

●文献
1) 藤崎郁：不穏患者の体験世界と介入の方向性．看護技術 **44**（11）：39-45，1998
2) O'Malley G et al.：The delirium experience：a review. J Psychosom Res **65**（3）：223-228，2008
3) 中村孝子，綿貫成明：せん妄を発症した患者に対する理解と回復へのケア―患者の記憶に基づいた体験内容とその影響に関する文献レビュー（1996〜2007年）．国立病院看護研究学会誌 **7**（1）：2-12，2011

患者さんからみたせん妄

Q2 せん妄は患者さんの回復や予後にどのような影響を及ぼすのですか？

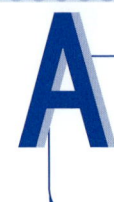

A せん妄は，合併症の発生率や死亡率の上昇，入院期間の延長，長期的な認知機能障害との関連が深いことが示されています．また，患者さんの回復を遅らせ，予後も悪くなる可能性が示されています．

●せん妄は患者さんに多くの負の影響を及ぼす

せん妄を発症する患者さんは，発症しない患者さんと比較して，外傷や転倒，感染などの有害事象の発生が多いことが報告されています[1-3]．複数の研究論文を分析した報告[4]によると，重症患者さんにせん妄が発症した場合，発症しなかった患者さんよりも死亡率・合併症の発生率が高く，ICU滞在日数や病院入院日数が長いことがわかりました．また，介護施設に入所するケースが多くみられました[4]．せん妄の発症により，当初予定されていた治療やケアの進行が妨げられ，回復が遅延することになりますので，そのためにもまた入院期間が延長し，医療費も増加することが示されています[1-3]．

●せん妄は死亡率の上昇，認知機能の低下と関連が深い

内科の高齢患者さんを退院後2年間追跡した調査によりますと，せん妄を発症した患者さんは，関連の深いさまざまな因子を考慮し年齢などの交絡因子を調整しても，死亡率が有意に高く，地域で自立した生活を送ることが困難となる患者さんが多く，認知機能が有意に低下していました[5]．

●術後せん妄は長期的な認知機能障害と関連が深い

心臓外科以外の待機的手術を受けた60歳以上の患者さんに認知・心理テストを行い，術後せん妄が術後7日目と術後3ヵ月目の認知機能障害に及ぼす影響を調べたところ，せん妄を発症した患者群は，発症しなかった患者群よりも術後7日目の認知機能障害が有意に認められました[6]．また，せん妄が3日以上続いた患者群は，術後3ヵ月目にも有意な認知機能障害が認められました[4]．

●文献
1) 日本精神神経学会監訳：米国精神医学会治療ガイドライン せん妄，医学書院，2000
2) Foreman MD et al.：Delirium in elderly patients：an overview of the state of the science. J Gerontol Nurs 27（4）：12-20, 2001
3) Rapp CG et al：Acute confusion/delirium protocol. J Gerontol Nurs 27（4）：21-33, 2001
4) Zhang Z et al：Impact of delirium on clinical outcome in critically ill patients：a meta-analysis. Gen Hosp Psychiatry 35（2）：105-111, 2013
5) Francis J, Kapoor WN：Prognosis after hospital discharge of older medical patients with delirium. J Am Geriatr Soc 40（6）：601-606, 1992
6) Rudolph JL et al.：Delirium is associated with early postoperative cognitive dysfunction. Anaesthesia 63（9）：941-947, 2008

医療者からみたせん妄

せん妄ケアはなぜむずかしいのですか？

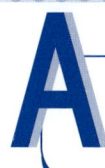

時間的プレッシャーの中で，多重な課題を，少ない人数で行わなければならないため，せん妄ケアは難易度が高いのです．

●時間的プレッシャーにより，焦る，慌てる

患者さんにせん妄が生じると，多くの場合時間的プレッシャーが高まります．コミュニケーションが円滑にいかない，危険な行動に対応し続けなくてはいけない，などによって，ほかの患者さんのケアに予定していた時間を，せん妄の患者さんへの対応に当てなくてはならなくなるからです．このことを「手がかかる」と，思うことも多いでしょう．

時間的プレッシャーが高まると，焦りが生じます．焦りは，看護師の視野を狭め，ほかで起きていることに気づかない，判断があいまいなまま作業を進める，手順を抜かすなどミスを誘発するような行動につながりやすくなります．

●人員不足は知識技術の不足でも生じる

人員が少ない夜間帯にせん妄が起きると，時間的プレッシャーはより厳しくなります．また，医療者にせん妄対応の知識やスキルが不足していると，活用人材とはなりえませんので，さらに相対的にせん妄ケアに関しての人員不足の状態になります．単純に看護師の配置数が多いからといって，人員不足が解消されるというわけではありません．

●せん妄は多重課題を引き起こす

時間的プレッシャーの中，数的不利な状態で病棟での多重課題に対応しなければならないのが，せん妄患者さんがいる病棟での看護「業務」の性質といえます．

MEMO 一口メモ　せん妄による多重課題への対応のコツ

せん妄発生を想定した業務計画をシミュレーションしておくこと，判断をなるべくシンプルにして対応する医療者の判断速度を上げること，早期に変化の徴候をとらえて複雑になる前に問題を明確にすることが，せん妄ケアのコツといえます．せん妄ケアの戦略と戦術を決めておくこと，いくつかの約束事をいつでも実行できるようにチームで周知徹底し，練習しておくことで焦らずに対応できます．そのために，日ごろからせん妄ケアの基本的知識とスキルを獲得しておきましょう．

●文献
1）西村詩織：焦りに関する研究の概観と展望—焦りの包括モデルの提案．東京大学大学院教育学研究科紀要 47：251-258，2008

医療者からみたせん妄

Q4 せん妄は看護師にとってどのような影響があるのですか？

A せん妄の症状は，言語的コミュニケーションを障害し，患者アプローチをむずかしくします．またケア提供と治療が困難になり，看護師の困難感とジレンマを増大させ，疲弊させます．

● **せん妄の症状は看護師との言語的なコミュニケーションを障害する**

　せん妄患者さんへの看護援助は，言語的コミュニケーションに頼ることができません．患者さんの行動の意味を把握できない，つまり，なぜこのような言動をとるのか看護師が了解不能な状態になりがちです．

● **せん妄患者さんへのアプローチがむずかしく的確なケア提供が困難となる**

　看護師はせん妄患者さんの言動の意味を了解できないと，受容・共感がむずかしくなります．そして患者さんの行動を問題行動，危険行動，迷惑行為と認識しがちです．そして「どう対応していいかわからない」という判断停止の状態，あるいは「この（よくない）行動をおさえなくては」という抑制的な判断になりがちです．的確なケア提供，すなわちせん妄を引き起こしている要因をアセスメントしそれを低減するという援助活動につながりません．ケアに結びつかないので患者さんの状態もよくならず，そのため，ますます看護師の疲弊やジレンマが強くなります．

● **1日の仕事の中でのケアの配分の予定が変更になる**

　せん妄患者さんに対応するためにほかの業務の変更と中断が生じます．せん妄発生の予測がつかず，「想定外のできごと」になってしまうと，とくに仕事の段取りがすべて狂ってきます．常に仕事の優先順位を考えて，ケアの配分を予定し行動している病棟看護師にとって，業務の変更・中断はストレスが大きいものですし，注意がせん妄患者さんに集中してしまうことから，ほかの業務に事故が生じやすくなります．

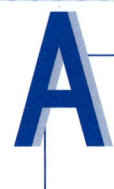 **一口メモ　せん妄ケアの知識とスキルを獲得することが大切**

　基本的知識とスキルがないままにせん妄患者さんへの対応をすると，鎮静や行動抑制などによって，その場，その時をやり過ごす対応となりがちです．援助の評価はむずかしくなり，援助の実践知の蓄積が困難となります．そのため，せん妄患者さんへの援助に苦手意識がつくられるのです．せん妄ケアの知識とスキルを獲得することが大切です．

● 文献
1) 長谷川真澄，亀井智子：看護師長からみた大腿骨頸部骨折患者のせん妄に関する看護の現状と課題．日本老年看護学会誌 10（1）：41-52，2005
2) Lou MF, Dai YT：Nurses' experience of caring for delirious patients. J Nurs Res 10（4）：279-90，2002

医療者からみたせん妄

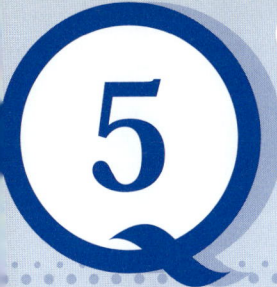

Q5 せん妄は医療チームにとってどのような影響があるのですか？

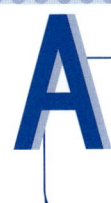

せん妄の発症により医療チームの本来の目的である，原疾患の治療の提供はむずかしくなります．一方，チームでかかわることで，せん妄対応の経験知が蓄積され，同時にメンバー間の連携を強める機会となります．

●医療チームは診断，アセスメント，治療・ケア提供の変更に迫られる．

一般病院に入院している患者さんは，病気の治療，症状の緩和という入院目的があります．せん妄症状は入院治療の過程において多様な原因で2次的に引き起こされます．せん妄が鎮静化し，治療が行われ，生活機能が元に戻るようなケアが提供されることが必要となります．医療チームの診断・アセスメントと治療・ケアの変更を必要とする事態となるのです．

●不測の事態に医療チームで対応することで，経験的な知識が蓄積される

病棟でせん妄の患者さんに対して，せん妄症状に対応しつつ治療を展開することは，単一職種ではできません．医師と看護師と薬剤師，セラピスト，栄養士，ソーシャルワーカーなど多様な職種による対応が必要となるでしょう．そのために患者さんの治療・ケア目標と情報を共有し，何が効果的で，何が非効果的だったか話し合います．するとカンファレンスの場が，経験的な知識の共有のベースとなり，次にせん妄の患者さんと出会ったときには，その経験を活かしてよいケアが提供できるようになるでしょう．

●医療チームでかかわることは，メンバー間の連携を強める機会である．

せん妄の患者さんにチームでかかわることは，メンバー相互の強みと弱みを理解し，連携を強める機会となります．せん妄を，患者さんへの治療・ケアという共通体験として，メンバー構成員にとって学びの多い機会としましょう．

> **MEMO　一口メモ　カンファレンスによる振り返りと改善点の共有が必要**
>
> 困難な体験の振り返りは医療チームを成長させます．しかしその時，楽しさ，安心感，達成感，満足感など肯定的感情が必要です．失敗を責める，問題を指摘し合うようなことはしてはいけません．できたことをまず共有し，次にどうすればよいかを話し合いましょう．また「患者さんにどうなってほしいか」という入院目標のチーム間での合意形成が大前提です．それなしに振り返りをしても効果的ではありません．

●文献
1) Brajtman S et al : An interprofessional educational intervention on delirium for health care teams : providing opportunities to enhance collaboration. J Interprof Care **22**（6）：658-660，2008

医療者からみたせん妄

Q6 せん妄は医療組織にとってどのような影響があるのですか？

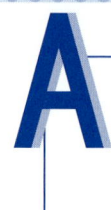

A 患者さんのせん妄の発症は，医療組織にとって患者安全・医療安全上の大きな問題です．また，せん妄の発症は，患者さんの入院期間延長や死亡率上昇にも影響しており，医療組織の経営的視点からも望ましくありません．医療組織を挙げてせん妄予防に取り組むことが必要です．

● 患者安全・医療安全上の問題

せん妄発症による患者さんの不穏状態は，静脈ラインやカテーテル類の計画外抜去，転倒・転落，徘徊，病院器物破損，抑制使用，活動性低下，嚥下障害などをもたらします．医療スタッフはこうした患者さんの対応に追われ，マンパワーの不足につながるなどの影響があります．

● せん妄発症が家族からのクレームに発展

患者さんがせん妄を発症したことによって，ライン・チューブ類の計画外抜去で治療が妨げられる，合併症を発症する，転倒・転落による傷害を生じる，入院期間が延長する，といった影響が生じた場合に，家族が，入院当初に説明を受けていた患者さんの病状や状態と異なることから，クレームに発展することもあります．

● 患者指標悪化と経営面での問題

せん妄の発症は，入院期間延長やICU入室期間延長，そして死亡率の上昇にも影響しているといわれています．医療組織にとって，これらの患者指標の悪化は，経営的視点から見ても避けたいことです．

★ICU入室中のせん妄発症は在院日数増加の因子[1]
★入院中にせん妄を発症した高齢者の1年以内の死亡率は35〜40％[2]

● せん妄予防の効果

せん妄を予防するHELP（Hospital Elder Life Program）[3]という方法を導入したところ，入院中の高齢者のせん妄発症率が減少して，入院期間短縮，医療費削減，患者満足度上昇といった効果があったといいます．せん妄を予防したことで1人あたりの入院費が1340ドル節約でき，1人あたりの入院期間が2.15日短縮できたと報告されています[4]．

● 組織レベルでせん妄予防に取り組む

医療組織としての患者管理および経営管理的視点からみると，患者さんのせん妄の発症を予防し，せん妄の徴候を早期に発見して対応するよう，組織レベルでの取り組みが重要だということが明らかです．

● 文献
1) Thomason JW et al : Intensive care unit delirium is an independent predictor of longer hospital stay : a prospective analysis of 261 non-ventilated patients. Crit Care **9**（4）: R375-381, 2005
2) Moran JA et al : Delirium in the hospitalised elderly. Aust J Hosp Pharm **31**（1）: 35-40, 2001
3) Inouye SK et al : The Hospital Elder Life Program : a model of care to prevent cognitive and functional decline in older hospitalized patients. Hospital Elder Life Program. J Am Geriatr Soc **48**（12）: 1697-1706, 2000
4) Rubin FH et al : Sustainability and scalability of the hospital elder life program at a community hospital. J Am Geriatr Soc **59**（2）: 359-365, 2011

せん妄とそうでないものを区別する

不穏，危険行動，混乱，意識障害，興奮など，せん妄様の状態を表現するいろいろな用語がありますが，どう違いますか？

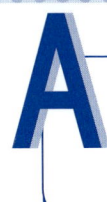

不穏，危険行動は患者さんの言動を表しますが，せん妄は精神疾患の診断名です．混乱は患者さんの「状態」を表現しており，急性混乱は看護診断名にもなっています．意識障害や興奮は，せん妄によくみられる症状です．

●「不穏」や「危険行動」などとよばれてきた背景

穏やかでなく落ち着かない患者さんの言動は，不穏や危険行動などとよばれてきました．その背景として，精神疾患の診断名であるせん妄が，一昔前までは一般病棟で馴染みが薄かった可能性が考えられます．それに加え，せん妄の症状や経過が多様でわかりにくく，目の前に迫っている患者さんの「異常」や「危険」に医療者の注意が向きがちで，その背景の原因や患者さんの体験が明らかにされてこなかった事情が考えられます[1,2)]．

●そもそも混乱とは

「混乱状態」は人間の反応を幅広くとらえたもので，せん妄の診断に該当しないような意識・注意力の軽度の混濁や，認知・知覚の軽度の異常があり，それが急激な発症や症状の変動を伴う急性の経過であれば，急性混乱状態となります．それが慢性的な経過の中で，多くの場合は認知症が原因で混乱している場合は慢性混乱状態となります（図1）．

●基準からみるせん妄と急性混乱の違い

看護診断の急性混乱状態は，多様な症状の1つでも当てはまると該当する可能性があり，症状の程度はあまり問いません．それに対し，国際疾病分類（ICD-10）は，複数の症状が中程度から重度に存在すること，米国精神医学会の精神障害の診断・統計マニュアル（DSM-IV-TR）は，意識と注意の障害と，認知または知覚の変化が認められることとしています（表1）．

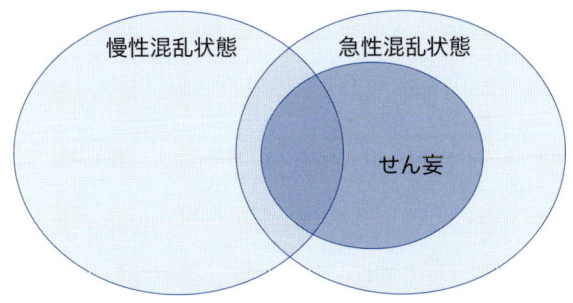

図1　せん妄，急性混乱状態，慢性混乱状態の関連
[Rapp CG et al：Acute confusion assessment instruments：clinical versus research usability. Appl Nurs Res 13（1）：37-45, 2000 より著者翻訳して引用]

表1 せん妄・急性混乱の診断基準

	診断基準	ICD-10* (DCR-10) せん妄	DSM-IV-TR* せん妄	看護診断** 急性混乱
症状	意識障害	○ (どちらか1つ)	○ (両方)	○
	注意障害			○
	認知変化	○ (どちらか1つ)	○ (どちらか1つ)	○
	知覚変化			○
	睡眠覚醒周期障害	○		○
	心理運動障害	○		○
	感情障害			○
せん妄の条件	症状の条件	上記の○の症状がすべて存在し，中程度～重度である	上記の○の症状がすべて存在する	上記の○の症状がどれか1つでも存在する
	急激な発症で変動がある	○	○	○
	器質的原因がある	○	○	○
	そのほか	通常4週間以下，6ヵ月以上もまれでない	数時間～数日で発症，1日の内に変動する	

* ICD-10：国際疾病分類第10版，DSM-IV-TR：精神障害の診断・統計マニュアル第4版テキスト改訂版
** 看護診断：NANDA-Iの診断指標，カルペニートの必須データ・副次的データなど，若干表現は異なる．

一口メモ せん妄によって生じる不適応行動

　せん妄になると，意識混濁や注意力の障害が生じ，さらに見当識障害や幻覚・幻聴などの知覚障害がみられたりします[3]．そこに，急な入院や転院といった環境の変化や，気管挿管，カテーテル・ドレーン類の挿入・留置，身体拘束などが加わると，環境や状況にうまく適応できなくなる「不適応行動」を起こすことになります．

　不適応行動の例として多くみられるのは，患者さんの安全面で危険となる行動，たとえば不穏，興奮，暴力などです．これは，過活動型のせん妄（Q25参照）でみられることが多い特徴です[4]．この不適応行動による不穏に対し，医療者・家族の言動や対応のしかたが引き金となり，興奮や暴力が引き起こされることもよくあります．

●文献
1) Lipowski Z : Delirium : Acute Confusional States, Oxford University Press, 1990
2) Foreman MD et al. : Delirium in elderly patients : an overview of the state of the science. J Gerontol Nurs 27 (4) : 12-20, 2001
3) American Psychiatric Association : Diagnostic and Statistical Manual of Mental Disorders, Fourth Edition, Text Revision, American Psychiatric Association, 2000.
4) Camus V et al : Etiologic and outcome profiles in hypoactive and hyperactive subtypes of delirium. J Geriatr Psychiatry Neurol 13 (1) : 38-42, 2000
6) 黒澤尚：ICU症候群をどう定義するか．看護学雑誌 47 (12)：1347-1352, 1983
7) Justic M : Does "ICU psychosis" really exist? Crit Care Nurse 20 (3) : 28-37, 2000

せん妄とそうでないものを区別する

Q8 せん妄の具体例にはどのようなものがありますか？

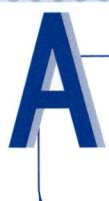

せん妄は，高齢者／若年者，病院・施設／在宅，外科治療／内科疾患を問わず，さまざまな状況で発生します．ここでは，多彩なせん妄の具体例から，比較的遭遇することが多い5つの代表的パターンを提示します．

1. 術後せん妄の例

　70歳の女性．大腸がん手術後，点滴やドレーンの痛みや不快感を訴え，夜間不眠が出現．それに対し，ベンゾジアゼピン系の短時間作用型睡眠導入薬を処方したところ，深夜1時頃から，点滴を抜去し，「家に帰る」と騒ぎ，制止すると，激しく抵抗したり，看護師に大声で罵声を浴びせたりした．翌朝の回診では，傾眠であったが，穏やかに主治医と話を交わすことができ，夜のできごとは覚えていなかった．夜間睡眠の確保のため，さらに，さまざまな睡眠薬が処方されたが，日中傾眠になり術後のリハビリテーションも進まず，足がふらつき転びやすくなるなど，くすりの副作用が目立った．

【解説】術後せん妄では，全身麻酔，身体処置による疼痛や不快感，不動化，心理的不安感などがせん妄を誘発します．不眠の訴えがせん妄の前兆になることもあり，このような場合，容易なベンゾジアゼピン系睡眠導入薬により，かえってせん妄を顕在化させることも多く，処方には細心の注意が必要です．

2. 低血糖に伴うせん妄の例

　59歳男性．もともと温厚な性格．49歳より糖尿病を患い，内科で経口糖尿病薬を処方されていたが，食事制限は守られていなかった．人間ドックで腫瘍を疑われ，精密検査のため入院となった．第3病日頃より，午前中ニコニコと話をしていたかと思うと，午後には，急に口調がべらんめえ調になり，看護師を怒鳴りつけたり，さらには「帰る」と言って病院から出て行こうとし，制止する職員に対して，消火器を振り回して威嚇した．看護記録を検討してみると，これらの問題行動や情動変化が，午後5時頃と深夜に集中していることがわかった．
　第6病日午後5時頃，意思の疎通が悪くなり，ややイライラしているとの報告があり，慎重に採血すると，血糖35 mg/dLという低値を示した．ただちに20％ブドウ糖液を静注したところ，数分で意識清明となり，もとの穏やかな口調が戻った．

【解説】糖尿病は，せん妄の準備因子（Q90参照）の1つとして知られています．また，入院により，厳密な血糖コントロールを行うと，かえって低血糖になり，意識障害としてせん妄を呈することもあるのです．

1章　せん妄って何だろう？

11

3. 若年者のせん妄

16歳女性．7月2日頃から感冒症状があり，頭痛と微熱（37.5℃以下）が続いていた．7月7日より，突然大声で泣いたり，意味不明のうわごとを口走ったり，裸足で屋外を走り回ったりしたため，総合病院救急外来を受診．当初は精神病の発症を疑われた．しかし，体温38.4℃，深部腱反射の全体的な亢進とバビンスキー反射陽性を認めたため，脳炎を疑い，鎮静下で腰椎穿刺を行ったところ，脳脊髄液に単核球主体の細胞増多とタンパク増加を認め，さらに髄液中の単純ヘルペスウイルスDNAが陽性であり，診断をヘルペス脳炎と確定した．

【解説】若年者のせん妄は，ほかの急性精神運動興奮をきたす精神疾患との鑑別が必要となります．激しい興奮や拒絶があると，身体疾患の検索が後手に回りやすく注意をはらう必要があります．発熱，神経学的所見を見逃さないようにしましょう．

4. 高齢者の病院外でのせん妄発症

72歳男性．1年前から物忘れが目立ち，見当識障害も出現し，認知症と診断され，デイサービスを利用している．今後行けなくなる可能性が高いからと，子どもたちが旅行に誘い，旅館に1泊し楽しんだ様子であった．長距離の自動車移動で疲れたのか，帰宅後早々に就床したが，深夜に目覚め，「だいぶ寝過ごしてしまったが，自宅に戻ります」と家族に他人行儀に挨拶し，外に出かけようとした．慌てて妻が制止したところ，激しく怒り出し，「警察をよべ」などと大声で怒鳴った．

【解説】高齢者，さらにアルツハイマー型認知症を有する者では，深い睡眠が減り，些細な環境変化で睡眠覚醒リズムが崩れることがあり，せん妄の引き金となることがあります．

5. アルコール離脱せん妄

55歳男性．20代から，日本酒，焼酎など1日に4合以上を常習飲酒する大酒家．肝機能が悪化し，精査治療目的で内科に入院となった．入院2日目より落ち着かない様子で病室内を徘徊し，イライラが強く夜間も不眠となった．3日目の深夜，突然興奮し「トイレに猿がいる，チンパンジーとオランウータンの子猿だ，猿を捕まえろ」とほかの患者さんを起こし，トイレの便器に毛布をかぶせるなど，唐突で奇異な行動を認めたため，精神科当直医が応援要請された．診察時，患者さんは両手がふるえ，顔面蒼白，発汗が著しかった．

【解説】アルコール離脱せん妄は，急激な断酒により，とくに交感神経系の過剰興奮をきたす病態で，発汗，振戦と明瞭な幻視を伴うことが特徴です．激しい精神運動興奮状態を呈することが多いため，病棟のスタッフも非常に緊張する病態です．一般病床でのケアが困難になる前に，入院前から飲酒歴を把握し，アルコール離脱が生じうる場合は，すみやかに，ベンゾジアゼピン置換療法やビタミンB1投与を行う必要があります．

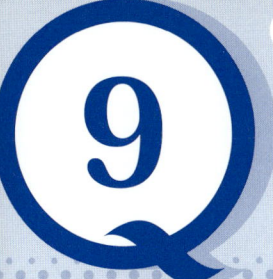

せん妄とそうでないものを区別する

Q9 せん妄と認知症の違いは何ですか？

A せん妄も認知症も、ともに認知機能（記憶、見当識、注意集中など）を障害する疾病として、もっとも一般的なものです。しかし、両者は原因、経過などが異なり、前者では注意力、後者では記憶力が主に侵されます。

●せん妄と認知症は、発症や症状の変動・持続性の違いに着目

せん妄と認知症は、認知機能が障害される点で症状が似ており混同されやすいものですが、原因、経過などはかなり異なります。

せん妄は典型的には、時として生命にかかわる急性疾患や中毒、慢性疾患の進行に伴って、比較的急激に発症し、しばしば可逆的であるのに対し、認知症は典型的には、脳の神経細胞の変性や脳血管病変によって生じ、発症がより緩徐で、一般に非可逆的です。そのほかにも特異的な特徴があります（表1）。

●せん妄と認知症の鑑別はむずかしい

上記のような違いがある一方で、せん妄と認知症はしばしば合併し、認知症の患者さんはせん妄を引き起こしやすく、またせん妄症状を特徴とした認知症のタイプがあります。このことが、臨床現場において両者の鑑別をむずかしくしています。

表1　せん妄と認知症の違い

特徴	せん妄	認知症
発症	急激な発症（発症時期を時間単位で特定可能）	ゆるやかに発症（発症時期特定が困難なことが多い）
日内変動	夕方から夜間に悪化	変動は少ない
症状の持続	多くは一過性・一時的。数日から数週間（通常は1週間程度）の持続	通常は永続的
身体疾患の合併・誘因	約50％は合併。薬剤やアルコールが引き金になることがある。環境要因も大きい	身体疾患に起因することはときにある

 やってはいけない

高齢の入院患者さんが興奮して言葉やふるまいに混乱がみられる場合、現れている症状を「認知症」によるものとして、原因精査や対応をおろそかにしてしまうと、せん妄を見逃し、治療の可能性を逸してしまうばかりか、基礎疾患の重篤化をまねくことがあります。せん妄の症状である可能性も考え、身体診察、諸検査、現在の症状（とくに症状経過）はもとより、詳細な病歴やもともとの生活機能を把握することが大切です。

もっとくわしく

"せん妄と認知症は併存することがある"を念頭に

- せん妄の多くは，急性，一過性，可逆性の症状であり，早期発見・早期介入により，基礎疾患の重篤化や，転倒や転落などの院内事故を防ぐことが可能なことから，認知症との違いを見極め，迅速に適切な対応を図ることが重要とされています．
- しかし，せん妄と認知症のどちらか一方のみであると診断すればよいのではなく，両者の併存を常に念頭に置くことが大切です．
- 2012年時点で，わが国の65歳以上の認知症の有病率は約15%（約462万人）と推定されています．いくつかの報告によれば，わが国の認知症患者さんの15〜20%にせん妄を認めています．認知症は，せん妄の準備因子の代表的なものなのです．
- 医療サービスを受ける方の多くは高齢者であり，認知症の併存は避けられません．結果，認知症とせん妄が合併することが多くなるのは当然ともいえます．

「入院したから認知症になった」と誤解されないために

- せん妄がいったん収束しても，記憶力や生活機能の障害が前面に現れ，この時点で初めて認知症だったことがわかるという事例によく遭遇します．患者家族としては，「入院や治療を受けたら認知症になった」「くすりを飲んだら認知症になった」と誤解して医療への不安・不信にかられます．このような問題を避けるために，高齢者では，入院時面接・診察の際に，自宅での生活機能を聞き，認知機能をあらかじめ評価し，本人，家族と情報を共有しておくことが大切です．
- 一方で，『せん妄』が中核症状の1つである，レビー小体病という認知症のタイプが最近注目を集めています．病初期には記憶障害が目立たないことがある反面，典型的には，日中傾眠と幻視を伴う夜間せん妄を繰り返し，抗精神病薬により容易にパーキンソン症状を呈します．せん妄とは，経過も治療方法もまったく異なりますので，この疾患の鑑別も念頭に置くべきでしょう．

●文献
1) 金子 稔, 天野直二：高齢者せん妄を伴う認知症. 老年精神医学雑誌 17（6）：616-623, 2006

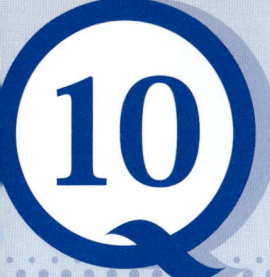

せん妄とそうでないものを区別する

せん妄と環境への不適応との違いはどう判断すればよいですか？

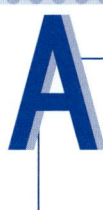

せん妄による情動・行動変化と，環境への不適応の結果としての情緒的反応や短絡的・衝動的行動は，一見見分けがつきにくいことがあります．しかし，せん妄の場合は，これらの変化の下に，軽度の意識障害や注意障害，「注意を集中し，維持し，また他に転じる能力の障害」が存在します．

● **ストレスの多い入院生活がせん妄や不適応反応を引き起こす**

普段の生活や人間関係からの隔絶，病状への不安や喪失感，入院による環境変化，種々の検査・治療による心理的負担や恐怖・痛みなど，入院に伴うあらゆる環境変化や医療行為が，患者さんにとっては重大なストレス要因となります．

せん妄では，度重なるストレスが交感神経系を刺激し，副交感神経系の働きを弱める結果，不安や恐怖，焦燥，無感情，困惑などの感情変化が生じます．

同様に，入院に伴うさまざまなストレス要因から，「環境への不適応」として，①怒りや強い不安，恐れなどの情緒的反応，②無断離院・無断離棟，検査・治療行為への拒否といったストレス要因からの逃避行動，③職員への暴言・暴力などの短絡的・衝動的なふるまいが生じます．

● **環境への不適応**

しかし，「環境への不適応」の場合，見当識や注意力は通常損なわれません．幻覚も通常生じません[1]．たとえば，治療への強い恐怖や忌避から，無断離院したとしても，交通機関を使って，正確に自宅に戻るなど，1つの行動は目的にあったものとなります．また，不適応の背景には，元来の個人的素質やストレスへの脆弱性が関係しており，普段のストレス対処様式の延長線上で，不適応行動を理解できることも多いのです．

● **せん妄**

一方，せん妄では，注意の集中を保つことがむずかしく，情動や行動の一貫性や合理性も失われていることが一般的です．そして，せん妄による情動や行動表出は，通常，一過性で，変わりやすく，普段の患者さんの性格や情動・考え方・行動とはかけ離れていることが多いのです．また，夜間に激しい情動や行動を現したにもかかわらず，翌朝には，前夜のエピソードを覚えていなかったり，記憶があいまいであったりすることも，多くのせん妄患者さんでみられる特徴です．

● **見分けるポイント**

このように，せん妄には軽中等度の意識の曇り（見当識障害や注意障害）があり，記憶障害などの認知機能障害があるため，情動や行動に一貫性がなく，短時間で変動するという点をとらえることが，せん妄と環境への不適応とを見分けるポイントとなります．

● 文献
1) Tueth MJ：Management of behavioral emergencies. Am J Emerg Med **13**（3）：344-350，1995

第2章

せん妄ケアの見取り図

せん妄ケアの基本的な考え方

Q11 せん妄ケアの基本は何ですか？

A せん妄ケアの原則は，早期発見，早期介入，せん妄予防です．せん妄発症前後を通して，治療を推進し，看護を提供し，患者さんの安全を確保します．そのために多職種で緊密な連携を取りながら進めます．組織的な患者安全のしくみが機能していることが前提です．

●早期発見

せん妄は2次的に引き起こされる意識障害ですから，必ず要因があります．しかし要因は複数存在し，生じる症状は要因によって変化するわけではありません．また，せん妄を起こしやすい状況と，起こしやすい患者さんの状態があります．ですから，系統的なアセスメントを行い，せん妄の要因を確定します．そのために記録類を整備し，自部署でせん妄関連のデータを収集しておくことで，せん妄になりやすい人を特定できるでしょう．

●早期介入

せん妄を発見したらすぐに，直接因子，誘発因子をできるだけ取り除きます．また，安全な環境が確保されていることが重要です．

●せん妄予防

せん妄を起こしにくい治療・薬剤処方をいつも心がけ，患者さんの生活機能を落とさないようにしましょう．また，せん妄を起こす前に患者さんと信頼関係をつくり上げておきましょう．このことが患者さんの安心につながります．そして，せん妄予防を心がけた環境調整をすることが早期発見と早期介入につながります．

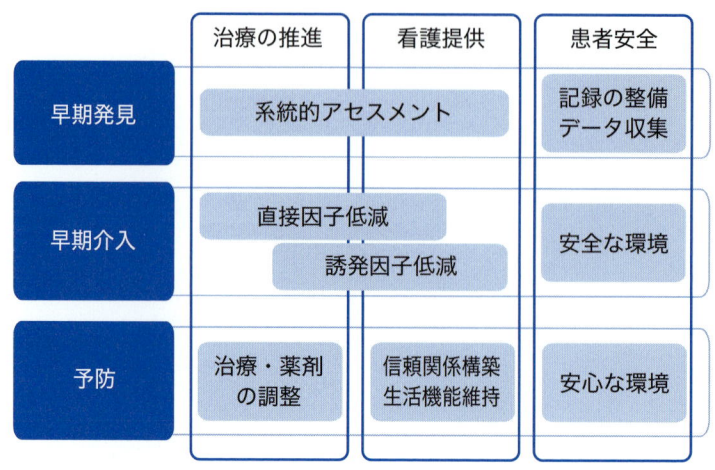

図1　せん妄ケアの原則

治療の基本的な考え方と実際

Q12 せん妄のとらえ方や治療方針は，診療科ごとに異なるのですか？

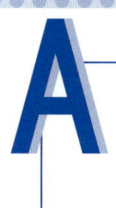

A どの診療科でもせん妄に対するとらえ方，治療方針を共有できることが望ましいですが，現状では，多少の考え方の違いがあります．それは，せん妄には経過・予後の異なるパターンがあり，診療科によって扱うことの多いパターンが異なるからです．

●経過によって3パターンに分かれる

せん妄は軽度～中度の意識混濁（覚醒度の障害）に，注意力，認知・知覚の異常が加わり特徴的な症状を呈します．その横断的症状が同じであっても，経過の進行方向により，大きく3つのパターンに分かれます．

i) 頭部外傷や術後からの回復過程のように，重篤な意識混濁（昏睡）から意識清明にいたる途中で生じる，一過性のせん妄

ii) 意識清明であった患者さんが全身性，または中枢神経系の病態の悪化に伴い次第に意識混濁が重篤化する，進行性のせん妄

iii) がん終末期などで，生命の終わりに近づいた際に生じる，不可逆性のせん妄

i) とii) の違いは，図1のようにイメージするとわかりやすいと思います．

●一過性のせん妄

i) は主に，外傷後のせん妄や術後せん妄など，救急や外科系の診療科や病棟で多く対応する経過で，術後の安静や安全確保，合併症予防や早期の回復を目指すために，せん妄の予防や早期ケアに主眼が置かれます．

●進行性のせん妄

ii) は，薬剤性・中毒性，全身性疾患に伴うせん妄など内科系の診療科や病棟で取り扱われることが多く，せん妄の原因検索を迅速

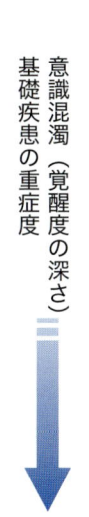

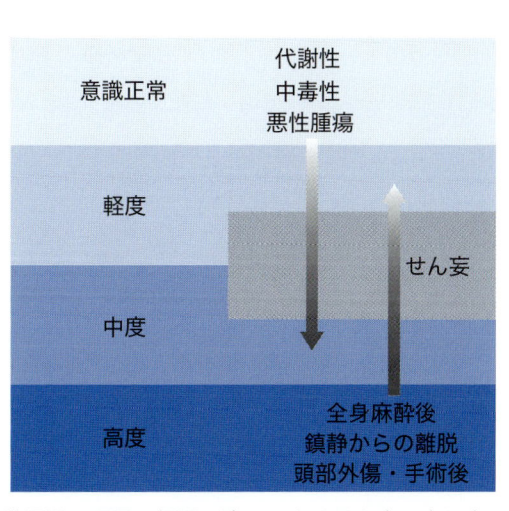

図1 意識混濁の原因・経過の違いによるせん妄の生じ方

表1　せん妄の経過の違いによる治療計画の一例

	一過性	進行性	不可逆性
原因・経過	全身麻酔後，意識障害の回復過程	基礎疾患の進行過程	終末期
疾患例	術後せん妄，全身性外傷（骨折や火傷など），頭部外傷後（治療後）	全身性疾患，薬剤性/中毒性，脳血管疾患（未治療）	進行がん，肝不全，腎不全，低酸素脳症
治療目標	・術後の生命・身体機能維持 ・合併症防止 ・危険行為の防止	・原因検索 ・脱水・電解質・血糖などの補正	・症状・苦痛の緩和 ・家族との交流への配慮
薬物療法の目的	・安全確保 ・精神運動興奮に対しての鎮静	・検査を安全に行うための一時的鎮静	・睡眠覚醒リズムの補正 ・情緒的な安定
向精神薬の使用上の注意点	積極的に行われるが，呼吸・循環動態への悪影響に注意する	漫然と投与すると意識障害の把握困難．原疾患の悪化につながる	生命予後の短縮につながる可能性

に行い，症状の進行過程を食い止めることが必要となります．せん妄対応の目的は，検査を安全に行うための一時的鎮静を主眼とし，長期の漫然とした薬物鎮静はむしろ，全身状態や意識状態の悪化を招くので慎重にすべきです．

● 不可逆性のせん妄

iii）は，緩和ケア科や緩和ケア病棟で対応することの多い経過ですが，個々での目標は，苦痛の緩和と家族との穏やかで温かい交流が保てるような工夫が重視されます．

● 経過の違いにより治療も変わる

上の表1に，それぞれの経過の違いによる治療計画の一例を示します．それぞれの経過の違い，対応する診療科や病棟の違いにより，せん妄ケアの目標や治療の方法が大きく異なることがご理解いただけると思います．

● 文献
1) Popp J, Arlt S : Prevention and treatment options for postoperative delirium in the elderly. Curr Opin Psychiatry **25**（6）: 515-521, 2012
2) Alsop DC et al : The role of neuroimaging in elucidating delirium pathophysiology. J Gerontol A Biol Sci Med Sci **61**（12）: 1287-1293, 2006
3) White C et al : First do no harm... Terminal restlessness or drug-induced delirium. J Palliat Med **10**（2）: 345-351, 2007

治療の基本的な考え方と実際

Q13 精神科医はせん妄の治療をどう考え，どう行いますか？

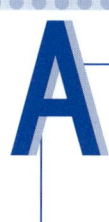

A 精神科医は，せん妄の治療を緊急性・有効性・安全性の3つの視点から計画・選択します．薬物治療に関しては，目の前の患者さんの状態や薬物治療による効果とリスクを勘案して，効果がリスクを上回ると考えられるときに，処方を行うことが望ましいと考えます．

●緊急性・有効性・安全性の3つの視点から治療を計画・選択する

せん妄の治療は，緊急性・有効性・安全性の3つの視点から計画・選択する必要があります．せん妄の極期に依頼を受け，精神運動興奮の最中で，生命維持や身体治療の継続ができなくなり，また出血や創部の離開，損傷などの危険が切迫している患者さんに対しては，安全な医療的接近が可能となるように，また合併症を防ぐために，適切な静穏化や鎮静を行うことが最優先されます．場合によっては，一時的拘束などの身体制限を必要とすることもあります．

●鎮静薬投与がすべてではない

しかし，単に，鎮静や不眠を是正するために向精神薬を投与することで役割を果たしているとはいえません．せん妄の極期になる前に，せん妄の危険性の高い患者さんを同定し，初期症状のうちに早期発見し，症状の軽いうちに早期治療・ケアして，激しいせん妄への発展を止めることが，本来のせん妄治療と考えています．

●せん妄への薬剤処方の考え方

というのも，せん妄状態に向精神薬を投与することは，それ自体が，患者さんに大きな身体的負荷をかけることになるからです．たとえば，不眠に対して身体科でもポピュラーな短時間作用型のベンゾジアゼピン系睡眠導入薬や抗不安薬は，せん妄に使うと無効なだけでなく，むしろ，状態を悪化させるおそれがあります[1]．また，少量の抗精神病薬が経験的に用いられますが，ホメオスタシスが崩れ余力の少ない高齢者や，自律神経機能の自己調節不全が背景にある患者さんに連日投与とすると，錐体外路症状や悪性症候群などの重篤な副作用をきたし，かえって身体状態が悪化してしまうことがあるのです．さらに，薬物療法の効果については，そのような状況における臨床試験が困難なこともあり，明確な有用性は示されていません[2-4]．

●効果がリスクを上回ると判断したら薬剤を処方する

したがって，目の前の患者さんの状態や薬物治療による効果とリスクを勘案して，効果が上回ると考えられるときに，処方を行うことが望ましいといえます．その際には事後に起きうるさまざまなリスクへの対処を含めて計画し，主科の医師や看護師，家族に「薬剤は適応外使用であり，効果に限界があり，副作用も生じうること」を十分説明しておく必要があります．

もっとくわしく

せん妄への全人的なサポート

- せん妄を含めて，医療現場で起こる精神・行動症状は，問題が患者さん個人に収まらず，患者―家族，患者―医療者間の対人関係の葛藤を生じたり，リスク管理や労働環境を動揺させ，病院の臨床業務機能への重大な影響を及ぼしたりします．
- 精神科医は，そのようなリスクをとらえてサポートする視点を常にもっておく必要があります．つまり，せん妄が起きた場合のケアする対象は，せん妄症状のみでなく，せん妄に苦しむ患者本人，動揺や不安を感じる同室患者，戸惑う家族やケアギバー，せん妄への対応に追われる病棟スタッフ，そして病棟の医療提供環境，労働環境などのさまざまな次元を含みます．
- そのため，薬物鎮静への依頼を越えた，さまざまなせん妄患者をめぐる困難への依頼に対応することが求められます．

多要因に目を配り，柔軟にアプローチする

- せん妄は，むろん多要因性の脳器質的症候群ですが，その「多要因」とは，患者における生物的・心理的・社会的・倫理的な複数の次元の困難が複合して生じているという意味も含みます．
- ほかの精神疾患に対してそうであるように，それらの複雑な要因に目を配り，柔軟にアプローチできる点にこそ，精神科医がせん妄の治療にかかわる意義があるのです．

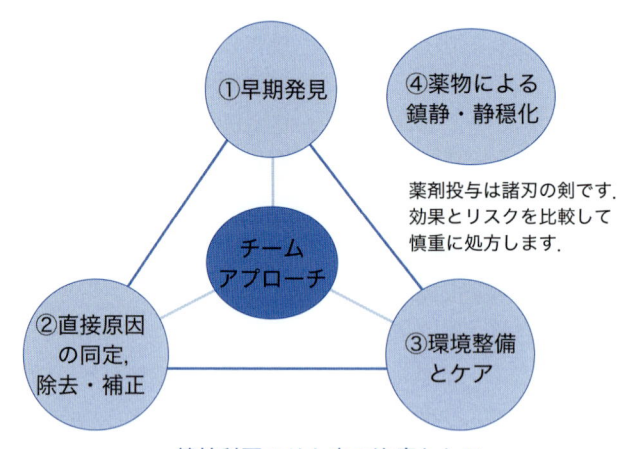

精神科医のせん妄の治療とケア

- ①早期発見
- ②直接原因の同定，除去・補正
- ③環境整備とケア
- ④薬物による鎮静・静穏化
- チームアプローチ

薬剤投与は諸刃の剣です．効果とリスクを比較して慎重に処方します．

● 文献

1) Lonergan E et al : Benzodiazepines for delirium. Cochrane Database Of Systematic Reviews (Online) (4) : Cochrane AN : CD006379, 2009
2) Flaherty JH et al : Antipsychotics in the treatment of delirium in older hospitalized adults : a systematic review. J Am Geriatr Soc **59** (Suppl 2) : S269-S276, 2011
3) Devlin JW, Skrobik Y : Antipsychotics for the prevention and treatment of delirium in the intensive care unit : what is their role? Harv Rev Psychiatry **19** (2) : 59-67, 2011
4) Peritogiannis V et al : Atypical antipsychotics in the treatment of delirium. Psychiatry Clin Neurosci **63** (5) : 623-631, 2009

治療の基本的な考え方と実際

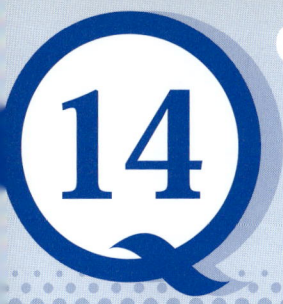

Q14 内科医はせん妄の治療をどう考え，どう行いますか？

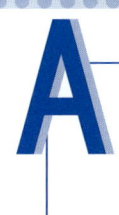

A 内科医は，多くのせん妄は全身状態の悪化から生じると考えます．まず身体所見や神経学的所見を取り，採血，心電図，胸部X線，必要に応じて頭部画像検査や髄液検査などを行い，原因を特定して，治療計画を考え，補正・治療します．

● **せん妄をきたす原因**

せん妄をきたす原因は，多岐にわたります（図1）．これらの原因を念頭に置きながら身体所見や検査を計画します．

● **身体所見を取る**

身体所見としては，まずバイタルサイン（血圧・脈拍・呼吸数・体温・疼痛の有無）を取り，頸部・胸部・腹部所見や浮腫の有無で異常がないか確認します．

● **神経学的所見を取る**

次に簡単な神経学的所見として，意識障害の評価，瞳孔不同や眼位の異常，項部硬直（頸部を受動的に前屈させて下顎と胸骨の間が3横指以上曲がらない状態．首を横に曲げたり回したりしても抵抗はありません），片側の麻痺（手や足を挙上させて落下してこないか確認する），ろれつの回りにくさがないか，不随意運動（とくにミオクローヌス：びくっとした瞬間的な筋収縮）の有無などを評価します．

● **診察上で異常所見があれば検査する**

身体所見に異常があれば，それに合わせた静脈血採血，動脈血採血，心電図，胸部X線などを行い，神経学的異常所見があればCTやMRIなどの脳画像撮影や髄液検査を検討します．原因を特定できたら，それを治療します（図1）．

原因がはっきりしない場合でも，直近に開始した薬剤やせん妄を起こしやすい薬剤（Q91も参照）を整理し，全身状態を少しでも改善するよう努めます．可能な限り点滴や膀胱留置カテーテルなどの管を使用する機会や時間を減らすように注意します．

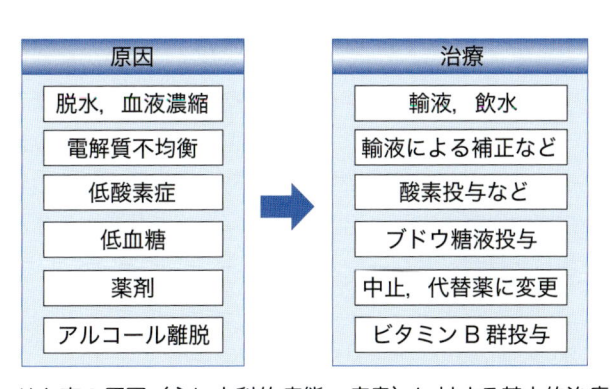

原因	治療
脱水，血液濃縮	輸液，飲水
電解質不均衡	輸液による補正など
低酸素症	酸素投与など
低血糖	ブドウ糖液投与
薬剤	中止，代替薬に変更
アルコール離脱	ビタミンB群投与

図1 せん妄の原因（主に内科的病態・疾患）に対する基本的治療の例

治療の基本的な考え方と実際

Q15 外科医はせん妄の治療をどう考え，どう行いますか？

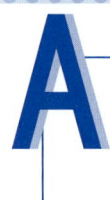

A 外科医にとって術後せん妄は一定の頻度で起き，いずれ回復するがやっかいなものです．術後の回復を最優先と考え，せん妄によって術後治療が円滑に行えない，ドレーン・カテーテル類の抜去などによる新たな侵襲の危険があることを勘案して，鎮静や最低限の身体拘束をやむをえず選択することがあります．

●ドレーン事故に注意する

手術後の創部痛，点滴やドレーン類による身体の自由度の制限，バイタルチェックやモニターの作動による静穏・安眠の阻害はせん妄を誘発する要因です．一方，いずれも手術後には欠かせません．せん妄のリスクがあればできる限り早くドレーン類をなくしたいと考えています．情報を医師・看護師間で共有し，必要なドレーン類はきれいに整えて事故が起きない工夫を心がけます．

●緊急手術でも家族に対しせん妄の説明をしておく

緊急手術の場合，患者さんや家族は病状理解が不十分で不安を抱えていることが多いです．看護師としては，家族からの情報聴取とアセスメントを行いながら，家族へ情報提供を行うことで不安を軽減することができ，術後せん妄への対策に役立ちます．

●外科医は原疾患の治療を第一にする

外科医は術後せん妄を一過性のものと考えています．外科医は原疾患の治療を第一に治療するため，せん妄が生じた場合，ドレーンの抜去事故に発展さないことを最優先に，身体拘束を急ぎます．薬物療法としても即効性を優先し，ハロペリドール，リスペリドンなどを投与し鎮静を試みますが，これらが無効な場合，専門医へコンサルトします．

外科医はせん妄に関して十分な情報を有しているとは限りません．看護師が中心となって予兆を発見し，チームで対応します．

●合併症による全身状態の悪化とせん妄

合併症によって全身状態が悪化すると，せん妄が発症，悪化することがあります．患者さんの全身状態を把握することが大切です．

●人工呼吸器からの離脱とせん妄のリスク

術後の状態が悪く挿管・人工呼吸管理中で，回復に伴って人工呼吸器からの離脱を目指すときに，せん妄のリスクも考慮しています．ハイリスクの場合には，全身状態の安定や安全が確保できるまで鎮静して人工呼吸管理を続けることがあります．看護師が家族から得た情報はこれらの判断材料になりますので，情報を共有することが大切です．

●文献
1) 中村陽一ほか：術後せん妄：理解編．消化器外科 NURSING **14**（12）：74-76，2009
2) 西口直希，前田潔：術後合併症の原因・治療・予防：精神障害．外科治療 **90**（4）：771-776，2004

治療の基本的な考え方と実際

Q16 老年科医はせん妄の治療をどう考え，どう行いますか？

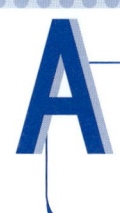

A 高齢者の入院は基本的にせん妄発症のハイリスクと考え，全身状態，認知機能，服薬内容など併存するリスクを評価し，予防介入を行ったうえで予兆観察と早期対応に重点を置きます．

●高齢者の入院による生活機能やQOLの低下を最小限に抑える

老年科は横断的な診療分野であり，せん妄の診断や治療に関して他科との違いはありません．<u>高齢者の入院による生活機能やQOLの低下を最小限に抑えることを基本的目標</u>とし，その対策の中にせん妄のリスク評価と予防および早期治療が含まれます．

●「高齢」「入院」それ自体がせん妄のリスク

「高齢」「入院」はそれ自体がせん妄のリスクです．入院時にはほかにも急性期疾患による全身状態やADLの悪化を伴いやすく，基本的に表1に挙げるような要因が重積していると考え，全員のリスク評価を行います．ハイリスク患者さんの観察にはせん妄にくわしいスタッフがかかわるなどして予兆の早期発見・早期対応を目指します．

●せん妄の予防介入を行う

予防介入可能な要因は，内服薬の見直し，患者環境の整備（使い慣れた物品や日時がわかるものを置くなど），保護的な接遇，日中覚醒の保持など多岐にわたるため，それぞれの確実な実践に努めます．

●疾患完治に固執せず，早期退院，在宅復帰を目指す

基礎疾患治療の面では全身状態を改善する一方で，<u>疾患の完治には固執せず生活への復帰をゴール</u>として，できるだけ早期の退院を心がけます．

表1　高齢者で高頻度に認められるせん妄発症要因

脳の脆弱性	直接的な原因	誘発する要因
加齢 アルツハイマー病 脳血管性認知症 脳梗塞慢性期（既往）	脳血管障害急性期 慢性硬膜下血腫 正常圧水頭症 各種感染症	入院（環境変化） 不眠 感覚遮断 身体拘束 ADL低下

［日本老年医学会編：せん妄の診断と対処．健康長寿診療ハンドブック—実地医家のための老年医学のエッセンス，p.24，日本老年医学会，2011に掲載の図「せん妄発症のフローチャート」を基に作成］

ガイドラインを現場で活用する

Q17 ガイドラインって何ですか？ 具体的にどう役立つのですか？

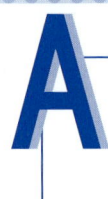

A ガイドラインとは，最適なケアを行うために最新・最良のエビデンスに基づいて系統的に作成された臨床実践の指針で，代表的なものが診療ガイドラインです．ガイドラインはエビデンスに基づく実践を行っていくうえで不可欠なものです．

●エビデンスに基づく実践（EBP）

看護における EBP（Evidence-based Practice）とは，利用可能な「最良のエビデンス」，看護師の「臨床的専門技能」，「患者・家族の意向」という三者を結合して，最良な実践の決定を行い実行するプロセスです[1]．臨床的専門技能とは，患者さんの健康状態，介入による利益などを判断し，個人的な価値観や期待を明らかにし[2]つつ，最良の実践（best practice）を判断し実行する能力です．

●エビデンスのレベル

ここでいうエビデンスとは，研究によって実証されたリサーチ・エビデンス（研究成果）で，エビデンスの質や推奨の程度は格付けされています．ここでは GRADE システム（Grading of Recommendations Assessment, Development and Evaluation）による分類を紹介しましょう[2]．エビデンスの質（quality of evidence）は，「高い（high）」，「中間（moderate）」，「低い（low）」，「非常に低い（very low）」の4つに，推奨の程度は「強い推奨（strong recommendation）」と「弱い推奨（weak recommendation）」に分類されています．

●ガイドラインの使い方

ガイドラインは，最新・最良のエビデンスを集大成したものですが，そのままではなく患者さん・家族の意向を尊重し，組織や現場の実状に合わせて活用していくことが求められます．

ガイドラインの主な内容と使い方のポイントは以下のとおりです．
① エビデンスの収集方法と格付け方法
・新しく幅広いエビデンスを収集できているか：文献検索・収集方法，文献発行年を確認する
・エビデンスの格付けは適切か：格付け方法が国際基準に合致しているか確認する
② ガイドラインの内容
・適切なガイドラインか：ガイドラインの目的と対象者（target population），利用者を確認して，ガイドラインの適切性を検討する
・ガイドラインで示されている EBP は実行可能か：ガイドラインが取り扱う領域，推奨される実践のエビデンスの質と推奨の程度を確認し，実用性を検討する

●文献
1) Titler M et al：From book to bedside：putting evidence to use in the care of the elderly. Jt Comm J Qual Improv 25（10）：545-556, 1999
2) Sackett D et al：Evidence-based medicine：How to practice and teach EBM, p.1, Chuchill Livingstone, 2002

ガイドラインを現場で活用する

Q18 せん妄治療ガイドラインにはどのようなものがありますか？

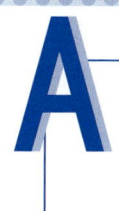

A いくつかの学会作成のガイドラインが公開されています．ここでは，最近公表されたものとして，①米国のICUで用いられているガイドライン2013，②2010年，2012年の英国のガイドライン，③2005年の日本のガイドラインを紹介します．

●米国のガイドライン

米国クリティカルケア医学会（American College of Critical Care Medicine）による集中治療室での疼痛，不穏，せん妄の管理のための臨床実践ガイドライン2013（Clinical Practice Guidelines for the Management of Pain, Agitation, and Delirium in Adult Patients in the Intensive Care Unit 2013）[1]は，ICUでの疼痛，不穏の管理を含むガイドラインで，せん妄に特化したものではありませんが，米国の複数の医学団体が合同で作成し発表したもので，最新の実証研究の結果を基にしています．その推奨の基準は表1のように定義し明確化しています．

このようなランク付けで示された本ガイドラインで高く評価された（エビデンスの高さは中間で強く推奨するもの）せん妄ケアの内容を表2に示します．

このガイドラインでは，ベンゾジアゼピンはせん妄のリスクとなるかもしれない（中間）として，容易な睡眠導入薬の使用に注意を促しているほか，薬剤の効能についても細かく言及していますが，どの薬剤を用いるかという選択以上に，表2のような<u>モニタリングや，作業療法・理学療法，研修などの重要性を強調している</u>ことが特筆すべきところです．

表1 米国のICUのガイドラインの推奨の基準

エビデンスの強さ	推奨の強さ
high：高い	Strong：強い
moderate：中間	
low/very low：低い/非常に低い	Weak：弱い

表2 米国のICUのガイドラインで高く評価されたせん妄ケア

1. せん妄のモニタリング
2. 早期に動かすこと（早期離床，リハビリテーションなど）
3. 鎮静薬の定期使用の場合は日中は投与中断するか軽度鎮静管理
4. 多職種チームアプローチ（教育研修，プロトコル，チェックのためのラウンドなど）

表3 英国のガイドラインの特徴

リスクファクターの評価	①65歳以上，②認知症や過去のエピソードも含めた認知機能の低下（認知機能評価スケールを用いること），③大腿骨骨折，④重篤な基礎疾患，の4つを挙げている．
早期徴候の把握	①数時間・数日間の行動の変化や動揺を見逃さないこと，②家族やケア者から情報を集めること，③集中困難・反応遅延・混乱といった症状で現れる低活動型せん妄を見逃さないこと，④必要な処置への非協力などもせん妄の予兆の可能性があること，などを強調
予防	よく訓練された多職種が提供するケアパッケージにより，入院24時間以内にせん妄危険因子をもつハイリスク者を同定し，アセスメントに基づき，危険因子を是正し，認知機能低下，感覚遮断，不動化，不眠，多剤処方，低栄養，疼痛を標的とした非薬物療法を提供することを推奨

● **英国のガイドライン**

英国の National Institute for Health and Clinical Excellence（NICE）のガイドライン（2010，2012）[2]では，リスクファクターの評価，早期徴候の把握，予防に重点を置いた内容が特徴的です（表3）．2012年の Evidence Update では，光療法，メラトニンを含む薬物療法についても詳述しており，抗精神病薬として，ハロペリドールとオランザピンを推奨とするなど，特色あるガイドラインとなっています．

● **日本のガイドライン**

日本総合病院精神医学会のせん妄の治療指針（2005）[3]は，わが国の臨床場面で得られたエビデンスも含めて，実証的な研究結果に基づき，せん妄が発生した際に用いる薬剤の使用手順に関する指針を中心に示しています．

NO! やってはいけない

せん妄は意識障害の一部です．したがって，意識障害の身体的な原因検索をせずに安易に対処的な薬物療法を行っていくと原因となっている基礎疾患の重篤化をまねくことになり，せん妄も遷延することになります．権威あるガイドラインでも，せん妄の予防やアセスメント，非薬物療法を重要視していることがご理解いただけたかと思います．

● 文献
1) Barr J et al : Clinical Practice Guidelines for the Management of Pain, Agitation, and Delirium in Adult Patients in the Intensive Care Unit. Crit Care Med **41**（1）: 263-306, 2013
2) http://www.evidence.nhs.uk より，Delirium : Diagnosis, prevention and management, 2010 および Delirium : Evidence Update April, 2012（2013年11月1日検索）
3) 日本総合病院精神医学会薬物療法検討小委員会：せん妄の治療指針，星和書店，2005

ガイドラインを現場で活用する

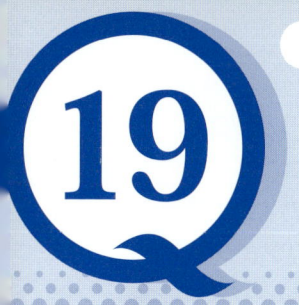

Q19 「ガイドラインを現場で活用する」というのは，具体的にどうすることですか？

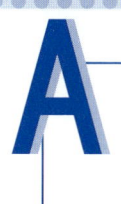

A ガイドラインを現場に普及するには，看護部長をはじめとする看護管理者から病棟の看護師・他職種までの幅広い理解と協力を得る工夫が必要です．ガイドラインには標準的なアセスメントと推奨される実践内容が書かれていますが，現場の実状に合わせて活用していくことが求められます．

●ガイドラインを現場で活用するには

ガイドラインを現場で活用するには，①しっかりとした準備のうえで導入し，②適切に実行し，③実行結果（アウトカム）や実行過程（プロセス）の評価を行い，ガイドライン・プロトコルなどをより現場の実情に適したものに洗練させていくことが大切です．各段階でのポイントを表1にまとめました．

●ガイドライン導入の準備

- **看護管理者の理解と協力の獲得**：看護管理者のフォローとバックアップが必要です．
- **多職種チームの形成**：現場での実践に影響力をもっているメンバーを中心としたプロジェクトチームをつくりましょう．専門看護師・認定看護師などのスペシャリストは適任でしょう．
- **ガイドライン内容の検討と活用準備**：ガイドラインで推奨されている実践について，現場でどのように取り入れていくかを検討しましょう．また現場で取り入れていきやすいように，プロトコル（臨床判断・実践の標準化された手順）やクイックリファレンスガイドを作成しましょう．
- **アセスメント表や記録方法の検討**：現場で用いるアセスメント表や実行プロセスが反映されるようなカルテへの記録方法・様式について検討を行いましょう．
- **実行プログラムの作成**：病棟レベルでの学習会・説明会の企画，教材（関連書籍，文献など）を準備しましょう．実行計画と評価方法について検討しましょう．評価内

表1　ガイドラインを現場で活用するためのポイント

①ガイドライン導入の準備	・看護管理者の理解と協力の獲得 ・多職種チームの形成 ・ガイドライン内容の検討と活用準備（プロトコルなどの作成） ・アセスメント表や記録方法の検討 ・実行プログラムの作成 ・コアメンバーの選定
②ガイドラインの実行	・学習会・説明会の実施 ・試行と評価 ・実行経過と成果のフィードバック
③ガイドライン実行の評価	・アウトカム評価 ・プロセス評価 ・評価を基にしたプロトコルなどのバージョンアップ

容・項目の具体例は以下のとおりです．
  ◎アウトカム評価：在院日数，せん妄発症率，認知機能・身体機能の変化，せん妄治療薬剤の使用数など
  ◎プロセス評価：ガイドライン遵守率，プロトコルなどの活用率，アセスメント表とカルテへの記録率・記録内容など
・コアメンバーの選定：病棟での実行においてリーダーシップを発揮できるコアメンバーを選定して協力を依頼しましょう．

●ガイドラインの実行
・学習会・説明会の実施：現場スタッフに対して，ガイドラインやプロトコルの内容に関する学習会や，ガイドラインの導入と実行の計画や記録などについての説明会を開催しましょう．
・試行と評価：コアメンバーを中心に作成されたプロトコルなどを一定期間試行してみて，実際に活用できるかどうか評価し，必要に応じて修正を行いましょう．
・実行経過と成果のフィードバック：実行の経過と成果について，プロジェクトメンバーを中心にモニタリングしましょう．その結果については，現場スタッフにフィードバックする機会を設け，これまでの経過に関する意見を聴きましょう．

●ガイドライン実行の評価
・アウトカム評価とプロセス評価：準備しておいた評価項目に基づきアウトカムとプロセスの評価を行いましょう．
・評価を基にしたプロトコルなどのバージョンアップ：評価に基づいて，今後も継続的に現場で活用していけるようにプロトコルなどの内容を検討し，必要に応じて修正しバージョンアップを行いましょう．

一口メモ　ガイドライン導入の際の注意点

・ガイドラインは改訂されていくものです．最新のエビデンスが反映されたものかどうか，ガイドラインの作成日付を確認し，改訂版が出ていないか調べるようにしましょう．
・ガイドラインは最新・最良のエビデンスを集大成した臨床実践の指針ですが，すべての医療施設の組織や現場の実状に適合したものとは限りません．また，とくに他国で作成されたガイドラインの内容は，日本の文化，医療・看護体制に合わない場合もあります．ガイドライン導入時には，自施設に適した形で取り入れるよう吟味することが必要です．
・せん妄治療では包括的なアセスメントとアプローチが有効です．1人または単独職種で実行せず，多職種チームで取り組んでいけるように計画しましょう．

やってはいけない

最良な実践とは，ガイドラインの内容をそのまま実行することではありません．専門職として，患者さんの状態・意向に合わせた最良の実践とは何かについて判断できる能力，すなわち臨床的専門技能を磨き上げる努力をしましょう．

第3章

せん妄を早く みつけるために

せん妄のアセスメント・診断

Q20 そもそも……アセスメントとは？ 診断とは？ 評価とは？

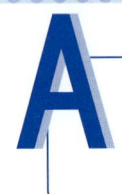

A アセスメントは情報の収集・分析・統合です．診断はアセスメントから導きだされます．診療・ケア計画の実践により得られたアウトカム（成果）の達成状況を検討するのが評価です．

●アセスメントとは情報の収集・分析・統合である

(1) 情報を収集する

患者さんの問題を同定するための前提として，情報収集が必要になります．情報は，主観的データ（Subjective Data）と客観的データ（Objective Data）に大別されます．主観的データは患者さんの訴えや患者さんとの対話，客観的データは，問診，観察，測定や検査の結果などから収集します．

・主観的データ：患者さん自身が感じている症状や不安・苦痛など（患者さんの言葉で表される）
・客観的データ：現病歴・既往歴，症状の観察所見，フィジカルアセスメント所見，臨床検査・理学検査などの所見，治療・内服薬の状況，日常生活・ADLの状況や家族のサポート状況など

(2) 情報を分析・統合する

情報の分析・統合では，主観的データと客観的データの分析・統合を通じて，「どんな背景」で「何が理由」で「どのようなことが顕在的に起きているのか（あるいはどのようなことが潜在的に生じる危険性があるのか）」を明確にします．たとえば，「喉が乾いてつらい」という主観的データと，「病名」「バイタルサイン」「水分出納バランス」「利尿薬の使用状況」「検査所見」などの客観的データの分析・統合によって，『心不全治療のための利尿薬の効きすぎにより，脱水状態にあり，せん妄を生じる危険性がある』といった問題を明らかにします．

●診断（問題の同定）は基準に照らし合わせて下される

アセスメントを通じて得られた患者さんの情報や状態をなんらかの基準（プロトコルやアルゴリズムなど）と照らし合わせることにより，問題が同定されたり，診断が下されたりします．たとえば，把握された事象やそれらの因果関係が，せん妄の原因（準備因子，誘発因子，直接因子）や診断基準に該当した場合，せん妄と診断されます．

●アウトカム（成果）を設定し，計画を立案・実践する

診断に基づいて，期待されるアウトカム（成果）を設定します（目標の設定）．そして，それを達成するための診療・ケア計画を立案し，実践します．

●アウトカムの達成を確認する

評価では，アウトカムが達成されたのかどうかを確認します．アウトカムが達成できていない場合には，アセスメントを再検討したり，診療・ケア計画を見直したりすることが必要になります（図1）．

```
アセスメントの再検討 ──→ アセスメント
                         情報の収集・分析・統合
                              ↓         ↓
                    潜在的な        顕在化している
                    問題の明確化  ⇒  問題の明確化
                         ↓              ↓
                            診断
                             ↓
                   期待されるアウトカムを設定（目標の設定）
                             ↓
        見直し ──→ 診療・ケア計画の立案・実践
                             ↓
      アウトカムが達成 ←── 評価
      できていない場合
```

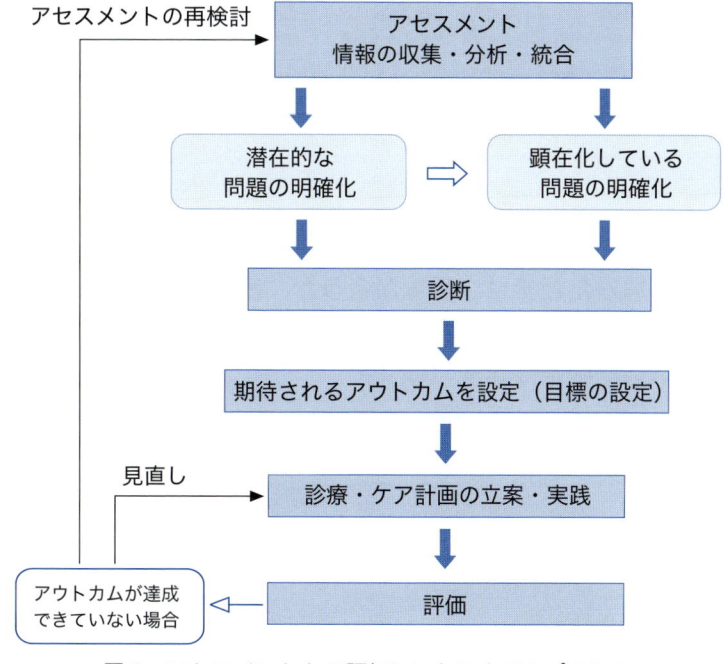

図1　アセスメントから評価にいたるまでのプロセス

🚫 やってはいけない

アセスメントをすることなく，患者さんの問題を決めつけると，適切な対応ができなくなってしまいます．また，観察のポイントがずれていたり，情報が不足していたりすると，診断や問題の見誤りを引き起こします．これらを引き起こさないためには，観察を怠らないようにし，患者さんのちょっとした変化や異変を見逃さないことが重要です．その際には，スクリーニングツールや重症度の評価ツールなどを活用することも大切です．たとえば，せん妄スクリーニングツール，せん妄の重症度評価尺度を用いることで，観察や評価のポイントの見落としを防止できます．

📝 一口メモ　PDCAサイクルを回すことによる継続的な質改善

せん妄ケアの質保証・向上のためには，PDCAサイクルを回し続けることが大切になります．せん妄の発生予防や早期発見・対処にかかわる目標を設定して，ケア計画を立案するのがPlan（計画），そのケア計画の実践がDo（実行），実践により目標が達成されたかどうかを確認し，評価するのがCheck（評価），評価に基づき，必要に応じてケア計画を見直すのがAct（改善）です．

せん妄のアセスメント・診断

Q21 怪しいなと思ったとき，まず何に注目したらよいですか？

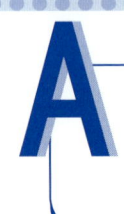

A 怪しいなと思ったときは，目線が合うか，表情の硬さや険しさなどの変化がないか，衣服やリネン類が乱れていないか，そわそわして落ち着きのない様子がないか観察します（表1）．

●怪しいと感じる場面
臨床では，入院や手術後の数日間にせん妄を発症しやすく，とくに夕方や消灯の頃などに怪しいと感じることがあります．

●怪しいと感じたらここに注目する
怪しいなと思ったときは，こちらからの話しかけに対し患者さんが注意を向けて集中できるか確認しましょう．せん妄では注意障害がみられるため，看護師の声かけや説明に適切に応じられなかったり，周囲からの刺激に過敏に反応する傾向がみられます．何度も同じ質問を繰り返したり，点滴類を気にするなど，明らかに落ち着きがなくなり，会話のつじつまも合わなくなります．また，それまで穏やかに過ごしていたのに，突然，表情が硬く険しくなったり，反対に気分が高揚した様子がみられるなど，感情の変化もみられます．そのほかに見当識障害，幻覚，錯覚，妄想などのせん妄症状がないか観察します．

●主観的な観察だけで終わりにしない
上記のような主観的な確認・観察で終わりとせず，せん妄のアセスメントツールを用いて系統的，客観的に評価し，経過を観察します．臨床看護師の日常の観察からせん妄を評価した場合と，訓練を受けた研究者がツールを使用して評価した場合を比較し，臨床看護師の方がせん妄症状の見落としが多いことが報告されています[1]．とくに，低活動型せん妄，80歳以上，視覚障害，認知症では見落としのリスクが高くなります．

表1 せん妄が怪しいと感じたときに注目する点

- 看護師の話しかけに，注意を向けて集中できるか
- 看護師の声かけや説明に，適切に応じられるか
- 周囲からの刺激に過敏に反応しないか
- 何度も同じ質問を繰り返したりしないか
- 点滴類を気にするなど明らかに落ち着きがなくなってはいないか
- 会話のつじつまが合っているか
- 突然，表情が硬く険しくなっていないか
- 突然，気分が高揚した様子がみられないか
- 見当識障害，幻覚，錯覚，妄想などのせん妄症状がないか

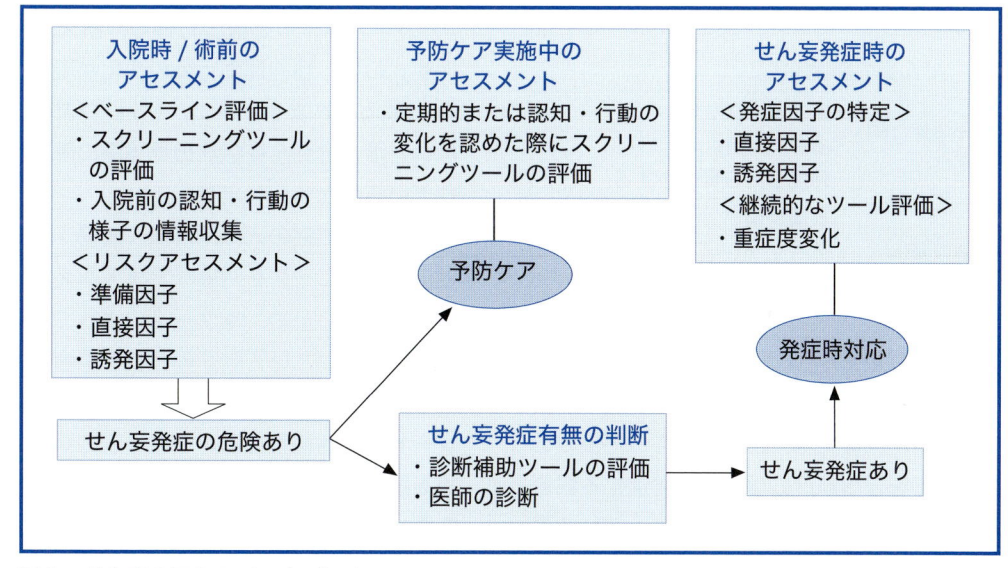

● せん妄のアセスメントプロセス（図1）

　せん妄のアセスメントは，まず入院時や術前などにせん妄のスクリーニングツールを用いてベースライン評価をしておきます．とくに認知症の人はせん妄を発症しやすく，せん妄症状と認知症症状の見分けがむずかしいので，その人の普段の状態をよく知る家族や施設職員などから情報収集しておくことが重要です．また，せん妄発症に関連するリスク因子の有無をチェックし，せん妄発症の危険があるかどうかを判断します．せん妄発症の危険がある対象者には，予防ケアを実施したり，あらかじめ家族に説明して協力体制を準備しておきます．また，定期的にツール評価を行い，せん妄の早期発見に努めます．

● せん妄のアセスメントツール

　せん妄のアセスメントツールは，①せん妄の危険性を判別するスクリーニングツール，②精神医学的な診断補助に用いられるもの，③せん妄症状の重症度を測定するものに大別されます．いずれのアセスメントツールもせん妄に特徴的な症状の有無や経過などについて数項目から十数項目で評価する構成になっています．そのほかツールによって評価対象者や評価者，評価範囲などに特徴があります（Q24参照）．

図1　せん妄のアセスメントプロセス

一口メモ　せん妄のアセスメントツールの導入

　せん妄のアセスメントツールを導入する際は，各ツールの特徴を理解し，使用する目的や評価対象者に適したものを選択します．また看護スタッフが正しく使用できるように，導入するツールについての学習会や評価の練習期間を設ける必要があります．

● 文献
1) Inouye SK et al : Nurse's recognition of delirium and its symptoms : comparison of nurse and researcher ratings. Arch Inter Med **161**（20）: 2467-2473, 2001

Q22 せん妄のアセスメント・診断
ナースコールを何度も押して，つじつまの合わない言葉を繰り返しますが，これはせん妄ですか？

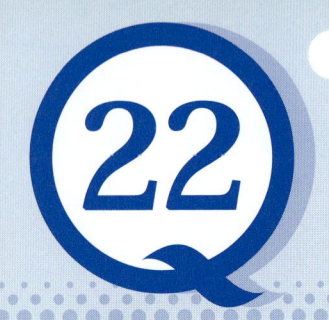

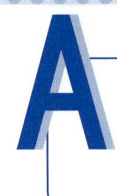

A このような状態はせん妄の前駆状態であることが疑われます．せん妄発症の引き金になるようなエピソードがないか，訴えの真意は何かをアセスメントするとともに，症状の成り行きを注意深く観察する必要があります．

●せん妄の前駆症状

せん妄では，表1のような前駆症状が出現してから数時間〜48時間以内にせん妄を発症するケースが多いです[1]．

表1　せん妄の前駆症状

精神運動行動の変化	・落ち着きがない ・多弁 ・何度も同じ質問をする
感情の変化	・表情が暗い ・気むずかしい ・異様に機嫌がよい

●前駆症状がみられたら

前駆症状が出現した後に，全身状態の悪化や，身体拘束の実施，付き添っていた家族の帰宅などをきっかけにせん妄を発症する場合があります．せん妄の前駆症状がみられる場合は，せん妄発症の契機になるようなリスク因子が加わっていないかをアセスメントし，症状変化を観察することが大切です．

●理解しがたい言動もせん妄の一症状

「ナースコールを何度も押し，訴えを繰り返す」のは，精神運動行動の変化が現れていると考えられます．また，「つじつまの合わない言葉」はせん妄症状の見当識の障害が現れているのかもしれません．

とくに認知症の人は，疼痛，便秘，不安などの自身のニーズを明確な言葉で訴えることがむずかしいため，本ケースのように一見すると理解しがたい言動がみられる場合があります．このような状態が生じた前後のエピソードや生活背景などから対象者の訴えの真意を読み取り対応することで，せん妄の発症を防ぐこともできます．

> **一口メモ　精神運動行動の変化**
>
> 精神運動行動の変化とは，精神医学的な原因によって行動や動作が異常になる状態で，多弁，多動などの精神運動興奮のほか，うつ病のように寡黙，意欲低下などの精神運動抑制があります．

●文献
1）長谷川真澄：急性期の内科治療を受ける高齢患者のせん妄の発症過程と発症因子の分析．日本老年看護学会誌 4（1）：36-46，1999

せん妄のアセスメント・診断

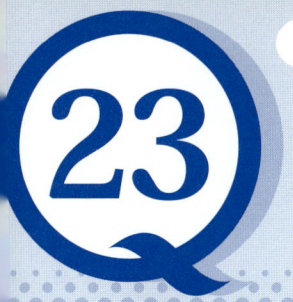

Q23 せん妄はどのように診断しますか？

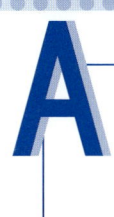

A せん妄は多要因性であり，また，多職種の専門的治療，ケアを必要とする病態です．早期診断，早期介入を行うためにも，共通の診断基準が必要です．診断基準には，国際疾病分類によるもの（ICD-10）と米国精神医学会によるもの（DSM-IV-TR）があります．

●せん妄の診断基準

せん妄の診断基準には，ICD-10（表1）とDSM-IV（表2）があります．この2つの診断基準からまとめたせん妄の症状は，図1のようになります．①意識と注意の障害が基本症状となります．錯覚・幻覚は，②認知の障害に含みます．

表1 せん妄の診断基準（ICD-10）

確定診断のためには，以下のいずれの症状も軽重にかかわらず存在しなければならない． (a) 意識と注意の障害（意識は混濁から昏睡まで連続性があり，注意を方向付け，集中し，維持，そして転導する能力が減弱している）． (b) 認知の全体的な障害（知覚のゆがみ，視覚的なものが最も多い錯覚および幻覚，抽象的な思考と理解の障害であるが，一過性の妄想を伴うことも伴わないこともあるが典型的にはある程度の思考散乱が認められる．即時記憶および短期記憶の障害を伴うが，長期記憶は比較的保たれている．時間に関する失見当識，ならびに重症例では場所と人物に関する失見当識を示す）． (c) 精神運動性の障害（寡動あるいは多動と一方から他方へと予測不能な変化，反応時間延長，発語増加あるいは減少，驚愕反応の増大）． (d) 睡眠-覚醒周期の障害（不眠，あるいは，重症例では全睡眠の喪失あるいは睡眠-覚醒周期の逆転，昼間の眠気，症状の夜間増悪，覚醒後も幻覚として続くことがある，睡眠を妨げる夢または悪夢）． (e) 感情障害，たとえば抑うつ，不安あるいは恐怖，焦燥，多幸，無感情あるいは困惑．

［中根允文ほか訳：ICD-10 精神および行動の障害―DCR 研究用診断基準（新訂版），医学書院，2008 より引用］

表2 せん妄の診断基準（DSM-IV-TR）

A. 注意を集中し，維持し，他に転じる能力の低下を伴う意識の障害（すなわち，環境認識における清明度の低下） B. 認知の変化（記憶欠損，失見当識，言語の障害など），または，すでに先行し，確定され，または進行中の認知症ではうまく説明されない知覚障害の発現 C. その障害は短期間のうちに出現し（通常数時間から数日），1日のうちで変動する傾向がある D. 病歴，身体診察，臨床検査所見から，その障害が一般身体疾患の直接的な生理学的結果により引き起こされたという証拠がある

［American Psychiatric Association：DSM-IV-TR 精神疾患の分類と診断の手引（新訂版）（高橋三郎ほか訳），医学書院，2003 より引用］

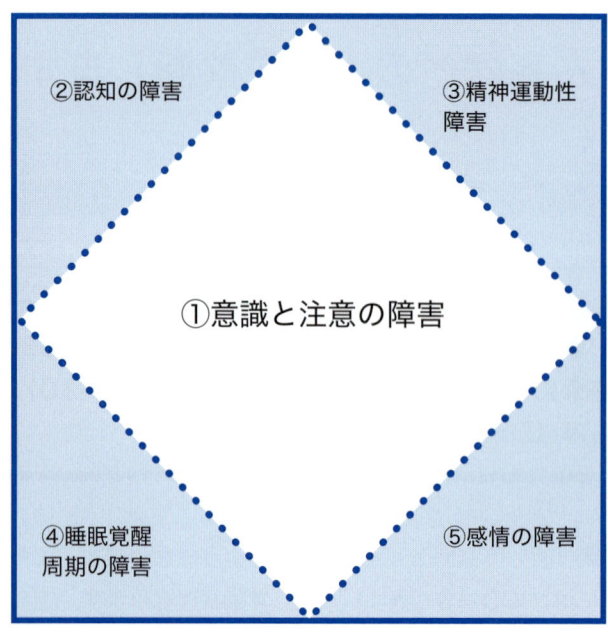

図1 せん妄診断基準のまとめ

（図内ラベル：①意識と注意の障害、②認知の障害、③精神運動性障害、④睡眠覚醒周期の障害、⑤感情の障害）

もっとくわしく

過活動型せん妄と低活動型せん妄

- せん妄は過活動型と低活動型に分けられます．相互移行しうる混合型もあります（Q25参照）．過活動型と低活動型の精神運動性障害の違いは，以下のようになります．
- 低活動型の場合，せん妄と気づかれずに経過して，過活動型に転じたり，長期化し，原疾患の良好な治療経過を妨げる要因になることがあります．低活動型せん妄を見逃さないことが大切です．

	過活動型	低活動型
覚醒度	過度に上昇 強い不眠	低下 日中も傾眠
行動	落ち着きなし 多動，徘徊，暴力	乏しい動き 反応も遅延
会話	多弁 会話がまとまらない	単調で，反応が遅れる ぶつ切り
感情	恐怖，怒り，不安	無表情

●文献
1）中村満，奥村正紀：せん妄のアセスメント．臨床精神医学 42（3）：279-287, 2013

せん妄のアセスメント・診断

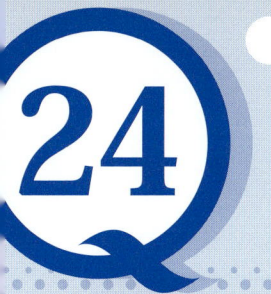

Q24 せん妄の診断・評価が簡便にできる基準やツールはありませんか？

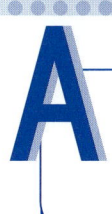

A せん妄の評価尺度としてはCAM, NEECHAM, MDAS, DRS-R-98などがあり，用途に応じて使い分けます．睡眠リズムや会話，行動を通して注意深く観察することが早期発見，早期介入につながります．

●せん妄のアセスメントツールの必要性

高齢化やがん患者さんなどの増加とともにせん妄は非常によくみられる病態となっていますが，せん妄は疾患の重傷化や死亡率，入院の長期化，医療コストの増加にかかわるといわれています．一方で，すべての施設に精神科の専門家がいる訳ではなく，臨床にいる誰もがせん妄を早期に発見，介入できるように種々のツールが開発されています（表1）．

表1　ベッドサイドで用いるせん妄の評価尺度（日本語版があるもの）

	CAM[1]	NEECHAM (JNCS)[2]	MDAS[3]	DRS-R-98[4,5]
使用目的	せん妄の診断	スクリーニング	せん妄の重症度評価	せん妄の重症度評価
判断材料	観察と質問	臨床家による観察，バイタルサイン 0〜30の点数制	臨床家による観察と質問 0〜30の点数制	臨床家による観察 0〜46の点数制
各項目	・急性発症 ・注意障害 ・思考の混乱 ・意識レベルの変化 ・失見当識 ・記銘力障害 ・知覚障害 ・精神運動興奮もしくは抑制 ・睡眠リズム障害	・認知・情報処理3項目 ・行動3項目 ・生理学的コントロール3項目＋バイタルデータ	・意識障害1項目 ・見当識障害1項目 ・短期記憶障害1項目 ・順唱，逆唱の障害1項目 ・注意の集中と注意の転換の障害1項目 ・思考障害1項目 ・知覚障害1項目 ・妄想1項目 ・精神運動抑制もしくは精神運動興奮1項目 ・睡眠覚醒リズムの障害1項目	＜重症度項目＞ ・睡眠覚醒サイクルの異常1項目 ・知覚異常，幻覚1項目 ・妄想1項目 ・情動の変容1項目 ・言語1項目 ・思考過程の異常1項目 ・運動性焦燥1項目 ・運動抑制1項目 ・見当識1項目 ・注意1項目 ・短期記憶1項目 ・長期記憶1項目 ・視空間能力1項目 ＜診断項目＞ ・発症タイミング1項目 ・症状の変動1項目 ・身体の障害1項目
所要時間	5分程度	慣れれば日常ケアの観察で短時間で可能	10分程度	精神医学的な訓練がある程度必要

もっとくわしく

①Confusion Assessment Method（CAM）[1]
9項目からなりますが，実際の診断には1～4の項目でせん妄と診断します．質問紙ではなく医療者が意識状態，注意力や発症のしかたを判断するもので，5分程度で施行可能であり，ベッドサイドでの診断に有用です．診断と重症度，変化の把握が可能とされます．なお，ICUでの使用を想定したCAM-ICUも開発されています[6]（Q36参照）．

②NEECHAM Confusion Scale：日本語版ニーチャム混乱/錯乱状態スケール（JNCS）[2]
看護師が臨床現場で素早く評価する目的で作成されたもので，日常の看護の中で患者さんと行う言語的・非言語的コミュニケーションと，血圧や酸素飽和度などのバイタルサインから合計点数を出し，重症度の判定を行うことができます．スクリーニングとして有用で，看護研究では汎用されるものの1つです．

③Memorial Delirium Assessment Scale（MDAS）[3]
オピオイド製剤を使用しているがん患者さんにおけるせん妄の評価をする目的で開発されました．繰り返しの判断にも適しています．

④Delirium Rating Scale-Revised-98（DRS-R-98）[4,5]
せん妄研究で頻用される尺度の1つで，24時間以内の患者さんの様子をもって評価します．3個の診断項目と13個の重症度項目があり，重症度を経時的に評価することに優れています．使用には許可が必要です．

> **MEMO 一口メモ　チェックリストの頼りすぎにご注意を！**

60代男性，胆のう除去術施行後．回診では排ガス確認や傷の痛みをチェックされますが，その度に「そちらは大丈夫ですが，傷のあたりがかゆくてたまりません」と伝えていました．しかし取り合ってもらえず，かゆみはひどくなり，いらだちも高まり眠れなくなってきました．ナースコール頻回にて不定愁訴，という言葉も聞かれる中，3日後に睡眠薬が主治医より出され，せん妄発症．翌日創部をチェックしたところ，周囲は赤くただれており，処置して改善をみました．これは，筆者の大先輩の先生の実体験をもとにした話です．クリニカルパスや前述のスクリーニングツールなどは臨床上のミスを防ぐためにも有用ではありますが，やはり患者さんの立場にたった「何かつらいことはないのか？」といった注意深い観察が大切と考えさせられます．

●文献
1) 一瀬邦弘ほか：せん妄を評価するための測度．老年精医誌 **6**（10）：1279-1285，1995
2) 綿貫成明ほか：せん妄のアセスメントツール①日本語版ニーチャム混乱・錯乱スケール．せん妄—すぐに見つけて！すぐに対応（一瀬邦弘ほか監），p.26-39，照林社，2002
3) Matsuoka Y et al：Clinical utility and validation of the Japanese version of Memorial Delirium Assessment Scale in a psychogeriatric inpatient setting. Gen Hosp Psychiatry **23**（1）：36-40，2001
4) Kato M et al：Japanese version of the Delirium Rating Scale, Revised-98（DRS-R98-J）：reliability and validity. Psychosomatics **51**（5）：425-431，2010
5) Trzepacz PT ほか：日本語版せん妄評価尺度98年改訂版．精神医学 **43**（12）：1365-1371，2001
6) ICUのためのせん妄評価法（CAM-ICU）トレーニング・マニュアル http://www.icudelirium.org/docs/CAM_ICU_training_Japanese.pdf（2014年2月18日検索）
7) 中村満，奥村正紀：せん妄のアセスメント．臨床精神医学 **42**（3）：279-287，2013

Q25 せん妄にはいくつかのタイプがあるのですか？

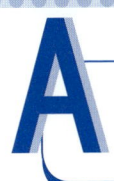

A リポウスキー（Lipowski）によって，せん妄の臨床症状により，過活動型，低活動型，混合型に分類されています（表1）．

●せん妄の各型の特徴

過活動型せん妄は，感情や言動・行動の活動性亢進，激しい表出が特徴です．そのため，医療環境では病的な変化をとらえやすいのですが，身体治療を安全に維持できなくなり，さまざまな医療事故にもつながりやすくなります．

一方，低活動型せん妄は，活動性の低下が特徴で，そのため，せん妄状態にあることに気づかれにくく，うつ病や認知症の症状と間違われやすいです．また，混合型といって，低活動型から過活動型へ急速に変化することもあるので，低活動型せん妄を的確に把握することが，せん妄の進展を防ぐ大切なポイントになります．

表1　せん妄の亜型分類表

1：過活動型（hyperactive type）
直前の24時間に以下のうちの2項目以上のはっきりした証拠がある
1. 動作性の活動量の増加：過度な水準の活動の証拠があるか
2. 活動の制御喪失：患者は環境に相応しい活動水準を維持できているか
3. 落ち着かなさ：患者は精神的に落ち着かないと訴えたり，焦燥感があるようにみえるか
4. 徘徊：患者ははっきりとした行き先や目的なく動き回っているか
2：低活動型（hypoactive type）
直前の24時間に以下のうちの2項目以上のはっきりした証拠がある．
1. 活動量の減少：患者は普段のあるいは周囲の環境に相応しい活動が低下しているか
2. 動作速度の低下：患者は動き始めや動作の遂行が遅くないか
3. 周囲の認識の低下：患者は周囲の環境に対する感情的な反応がいつもより乏しくみえないか
4. 発語量の減少：患者は周囲の環境に関する発語量が低下していないか
5. 発語速度の低下：患者は普段よりゆっくり話すか
6. 無関心：患者は周囲の環境への反応が少ないか
7. 覚醒水準の低下／引きこもり：患者は周囲の環境やその重要性に対する認識が欠けているようにみえるか，孤立しているようにみえるか
3：混合型（mixed type）
直前の24時間以内に過活動型と低活動型の両方の証拠がある
4：運動性亜型はなし
直前の24時間以内に過活動型と低活動型の証拠がない

［Meagher DJ et al : Motor symptoms in 100 patients with delirium versus control subjects : comparison of subtyping methods. Psychosomatics 49（4）：300-308, 2008 に掲載の表を翻訳したもの，中村満ほか：せん妄のアセスメント．臨床精神医学 42（3）：279-287, 2013 より引用］

せん妄の発症を予測する

Q26 なぜ，せん妄発症を予測する必要があるのですか？

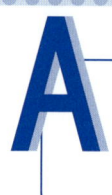

A せん妄は発症の予防がむずかしいため，あらかじめ発症を予測して人的・物理的環境を整えて備えること，さらに，早期発見，早期介入につなげることが重要になります．

●適切に介入しないとせん妄は重症化・長期化する

せん妄を発症している対象者に適切な介入が行われなければ，せん妄症状は重症化したり，長期化したりします．また，重症化したせん妄では，介入効果が現れにくく，せん妄からの回復が遅れます．

また，入院中にせん妄を発症した高齢者では，入院期間の長期化，認知機能や ADL レベルの低下，死亡率が高くなるなど，その予後は決してよくありません（Q2 参照）．そのため，予防可能なせん妄は予防し，全身状態が悪くせん妄を回避できない場合には，早期発見，早期介入することが，せん妄の重症化や長期化の防止につながります．

●系統的なアセスメントで予測する

入院時や術前の系統的なアセスメントによりせん妄発症を予測しておくことで，対象者の保有するリスク因子に応じた予防ケアを提供できます．さらに，対象者の状態に合わせて夜間の看護人員を増やす，せん妄発症時の対応を医師と相談しておくなど，あらかじめ対象者へのケア提供体制を整えることが可能になります．

また，家族にもあらかじめ説明しておくことで，せん妄状態にある患者さんを目のあたりにして家族が受けるショックを和らげたり，家族の協力も得やすくなります．

●予測判断を医療者間で共有しておく

対象者にせん妄発症のリスクがあるという予測判断を医療者間で共有しておくと，受け持ち看護師だけでなく複数の医療者でせん妄発症リスクのある対象者を観察，見守りすることが可能になります．対象者を注意深く観察することで，せん妄発症を早期に発見し，早期介入へとつなげることができます．

せん妄の発症を予測する

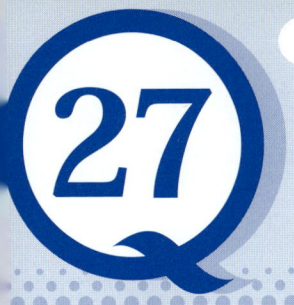

Q27 せん妄を発症しやすい患者さんはどう見分けますか？

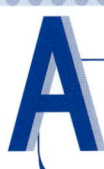

A せん妄発症のハイリスク因子の有無に着目します．ハイリスク因子としては，全身状態の悪化，侵襲的治療，認知症，高齢などがあります．

● せん妄発症のハイリスク因子

表1に挙げたようなせん妄発症のハイリスク因子を多くもつ人ほど，せん妄発症率は高くなります．とくに，高齢，認知症，脳器質疾患の既往など，脳機能が脆弱な患者さんでは，1錠の睡眠薬の投与でもせん妄を発症する場合があるといわれています[1]．

● リスクに応じたケアを行う

入院時や術前のアセスメントでせん妄発症リスクが高いと判断された場合には，予防ケア（第6章参照）を行いつつ，せん妄のアセスメントツールを使用して定期的に評価し，早期発見に努めます．

一方，せん妄発症リスクは低いと判断された患者さんでも，全身状態の変化に伴ってせん妄を発症する場合があります．何かおかしいと感じたら，すぐにせん妄のアセスメントツールを用いて評価し，せん妄リスク因子が新たに加わっていないかアセスメントします．

● せん妄を発症したら

せん妄発症を確認した場合には，発症時の対応（第4章参照）を行いつつ，対象者のせん妄発症のきっかけとなった要因を探索し，それらを除去・軽減するケアを実施します．

なお，せん妄発症の直接の原因（直接因子，Q88参照）として，脳血管障害，低酸素血症，代謝性障害，感染症などの身体疾患が関与していることから，すべてのせん妄を看護ケアのみで防止することは困難です．

表1　せん妄発症のハイリスク因子

- 身体疾患により全身状態が悪い
- ICUに入室するような重症状態
- 食道手術や心臓血管手術などの侵襲の大きい手術後
- がんなどの終末期
- 認知症
- 高齢
- 脳器質疾患の既往

● 文献
1) Inouye SK et al : Delirium in hospitalized older patients. Clin Geriatr Med **14** (4) : 745-764, 1998

せん妄の発症を予測する

Q28 せん妄を起こすことは直観的にわかっても，具体的な対応・ケアがうまくできず困っています．どうしたらよいですか？

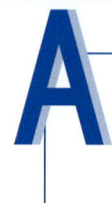

A 直観的にせん妄を起こしそうと思ったら，せん妄のアセスメントツールを用いて客観的に評価したり，リスク因子を系統的にアセスメントします．そして，アセスメントしたことを看護チームで共有します．せん妄はチームでの対応が効果的です．

● **直観的にせん妄発症を言い当てる**

臨床経験豊富な看護師が患者さんのせん妄発症を直観的に言い当てる場面に遭遇することがあります．このような直観は，達人レベルの看護師が過去に経験したさまざまなせん妄患者さんとの対応や知識から，目の前の患者さんを即時的に理解し，せん妄を起こしそうだとわかります．

● **直観だけではなく根拠を示すことが大事**

しかし，せん妄を起こしそうだと思う理由をほかの看護師に具体的に説明できないことも多いようです．せん妄発症を予測しても，具体的に患者さんのどのような変化（症状）や，どのようなリスク因子（直接因子，誘発因子，準備因子）から判断したのかをほかの看護師と共有できなければ，チームによる予防ケアの実施や継続的な観察につながりません．アセスメントツールを用いて客観的に評価したり，リスク因子を系統的にアセスメントすることで，チームで情報を共有します．

また，その患者さんのせん妄のリスク因子をきちんと把握することで，具体的な対応方法を考えることができ，ケアの効果も評価しやすくなります．

せん妄を起こしそう？！
↓
・せん妄のアセスメントツールで評価
・せん妄リスク因子の系統的アセスメント
↓
アセスメント結果をチームで共有し，対応する
・せん妄のリスク因子を取り除くケア／予防ケア
・定期的なツール評価（ケアの評価）

第4章

せん妄は起きたら，こう対応しよう

せん妄への対応方法の基本

Q29 せん妄の重症化を防ぐためにできることは何ですか？

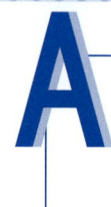

A 身体内部に目を向け，せん妄の原因を医師と探り，できるだけ除去・軽減します．また，患者さんの知覚や快適さに影響する要因を調整し，周辺環境からの刺激をコントロールします．患者さんとのかかわり方を工夫し，必要なときは薬物療法で興奮や幻覚などの症状を緩和します．

● せん妄の重症化を防ぐためにできること

患者さんがせん妄を発症している場合，これ以上悪化させないためには，患者さんの安全に配慮しながら，積極的に介入することが必要です．とくに，①せん妄の身体内部・外部の原因を探り除去するか減らすこと，②患者さんに対する医療者のかかわり方を工夫しつつ（Q32，33参照），必要なら向精神薬など薬剤の力を借りながら，興奮や幻覚などの症状を緩和することです（Q94～98参照）．

看護師は，せん妄の原因を探り，除去・軽減していくところで取り組めることがたくさんあります．具体例を図1に示します．

● まず，身体内部の環境に目を向ける

せん妄の原因を探るには，全身的なアセスメントは不可欠です．とくに生理学的な状況，患者さんの身体内部の環境に目を向けて整えることが不可欠です．

たとえば，感染，脱水や血糖値異常，低酸素血症，薬剤が原因のせん妄が多くあります．これらの原因を医師としっかり連携しながら特定し，除去または軽減することで，せん妄の悪化を防ぐことができます．患者さんの身体内部の環境が整えられると，認知機能改善の可能性が高まります（せん妄のメカニズム：Q84も参照）．

● 知覚や快適さに影響する要因を調整する

身体内部の調整の次は，患者さんの知覚や快適さに影響する因子，不快感や疼痛の緩和です．術後などはとくに，回復とともにカテーテル類の留置をできるだけ減らしていくこと，創部痛や筋肉痛，腰背部痛などの疼痛コントロールを，一歩踏み込んで先読みし，積極的に行うことです．

● 身体外部の環境からの刺激をコントロールする

さらに，身体外部の環境，つまり周辺の環境を，患者さんが適応できるように，患者さんに合った状況に整えることです．騒音や照明などの不快な刺激を減らし，患者さんにとって心地よい刺激を，患者さんの関心・好みに沿って適度に提供することが重要です．

● 環境への適応を促すための適切なかかわり方と薬剤の使用

以上のように，原因を探り除去・軽減するケアを進め，医療者のかかわり方やコミュニケーションのしかたを工夫します．また，必要と判断されるときは向精神薬で症状を緩和することが重要です．そうすることで，患者さんは環境に適応した行動をとることができるようになり，肯定的な感情が生まれ，せん妄の重症化を防ぐことができます．

```
┌─────────────────────────────────────────────────────────┐
│         身体内部の環境（生理学的な状況）に目を向ける      │
├─────────────────────────────────────────────────────────┤
│ ・肺炎や尿路感染，脱水や低血糖・高血糖，低酸素血症，睡眠薬などの薬剤 │
│ ・原因を医師としっかり連携しながら特定し，除去または軽減する │
└─────────────────────────────────────────────────────────┘
                           ▼
┌─────────────────────────────────────────────────────────┐
│         知覚や快適さに影響する要因を調整する             │
├─────────────────────────────────────────────────────────┤
│ ・不快感を減らす                                         │
│ ・回復とともにカテーテル類の留置をできるだけ減らしていく │
│ ・創部痛や筋肉痛，腰背部痛などの疼痛をコントロールする   │
└─────────────────────────────────────────────────────────┘
                           ▼
┌─────────────────────────────────────────────────────────┐
│         身体外部の環境からの刺激をコントロールする       │
├─────────────────────────────────────────────────────────┤
│ ・騒音や照明などの不快な刺激を減らす                     │
│ ・患者さんにとって心地よい刺激を，患者さんの関心・好みに沿って適度に提供する │
└─────────────────────────────────────────────────────────┘
                           ▼
┌─────────────────────────────────────────────────────────┐
│     環境への適応を促すための適切なかかわり方と薬剤の使用 │
├─────────────────────────────────────────────────────────┤
│ ・医療者のかかわり方，コミュニケーションを工夫する（患者さんの性格を知る， │
│   言動の意味を探り肯定的にかかわる）                     │
│ ・必要なときは向精神薬で興奮・幻覚などの症状を緩和する．  │
└─────────────────────────────────────────────────────────┘
```

図1　せん妄の原因を探り，除去・軽減するための看護の流れ

一口メモ　せん妄の重症化・長期化を防いだ事例

　Aさんは，70歳代後半の女性で，難聴がありました．膀胱がんの手術を受ける前は，認知機能検査の結果は正常でした．手術後は，膀胱留置カテーテル牽引固定のため，不快感の強い状態でした．手術3日後に出血してしまい再手術となりました．再手術日は，せん妄状態で体動が激しく，家族に暴言を吐いていました．鎮痛薬として，ソセゴン®（ペンタゾシン）とアタラックス®-P（ヒドロキシジン）が投与され，身体拘束されていましたが，再手術後3日間は，意識が混濁・混乱し，不眠が強く，意思疎通が困難な状態でした．主治医が精神科医にコンサルテーションした結果，セレネース®（ハロペリドール）が投与され，リスパダール®（リスペリドン）の内服が処方されました．

　Aさんには極度の不眠がみられ，そのことがAさんのせん妄を長期化している可能性が考えられました．そこで，Aさんが住み慣れた自宅に戻り，家族にとともに過ごすことで，十分に睡眠をとり，せん妄が回復するのではないかと担当看護師と医師は考えました．家族に「外泊」について打診したところ，前向きだったので「外泊」中の連絡体制，緊急時の体制（救急車で病院に戻ることも可）の調整をしました．このような支援体制を確保して，再手術後4日目に身体拘束を解除し，膀胱カテーテルを留置したまま「外泊」へ切り替えました．Aさんは，自宅でゆっくりと落ち着いて熟睡し，みごとせん妄から回復して病院へ戻って来ました．

　このような「外泊」は条件が揃った中での例ですが，患者さんの疼痛や不快などの原因を徹底的に除去すること，そして快適をもたらすケアを行い，環境を整えることで，せん妄の重症化・長期化を防ぐことができた一例です．

せん妄への対応方法の基本

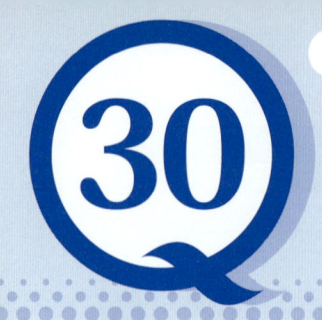

Q30 せん妄の長期化を防ぐためにできることは何ですか？

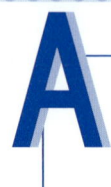

A 全身の疲労を取り，体調が回復したら，患者さんの日常性を回復できるように，不必要な治療と薬剤を減らし生活リズムを整えましょう．患者さんの回復過程を見極め，適切なタイミングで離床を試みましょう．

●疲労をとり，体調の回復を目指す

治療や処置，慣れない入院生活に過活動型せん妄症状が加わると疲労が蓄積します．まず疲労をとり体調の回復を目指します．全身の疲労を取るには以下の3点が不可欠です．
①十分な栄養と水分の補給
②血流を促進し全身のこりやこわばりを除去
（状況が許せばマッサージや入浴，洗髪など）
③質の高いまとまった時間の睡眠の確保

まずは，昼でも夜でもしっかり寝てすっきり起きる，ということを目指しましょう．

●不必要な治療と薬剤を減らす

内科系病棟に入院した70歳以上の患者さんでは，抑制の使用[1]，低栄養状態，4種類以上の薬剤処方の追加，膀胱カテーテルの留置，院内感染などの医原性の事象[2]でせん妄が有意に高率で発生することがわかりました．不必要な治療と薬剤を減らすことで，生活リズムは整えられていきます．

●適切なタイミングで離床を試みる

離床は，患者さんの心身の状態を整え，患者さんの日常性を回復していくことです．回復過程を見極めたうえで，朝起きて顔を洗う，食事をするなどその人の生活リズムにゆっくりと戻っていくことを意識して離床を進めるケアを提供しましょう．

一口メモ　適切な治療・ケアを実施してもせん妄症状が治らない

全身状態が改善したのに，せん妄症状が治まらないときは，レビー小体病，ピック病など認知症疾患が隠れていることがあります．精神科医，神経内科医にコンサルテーションしましょう．

やってはいけない

侵襲の強い治療を受け，かつ過活動型せん妄になった高齢者に対して，早期離床に取り組むあまり，疲労があり体調が回復していない状態なのに無理に起こしておくことは，やってはいけません．また，よく寝ている患者さんを検査・処置のために起こすことは断眠となり，せん妄の長期化をもたらす可能性があります．

●文献
1) 藤崎郁：不穏患者の体験世界と介入の方向性．看護技術 44（11）：39-45，1998
2) Inouye SK, Charpentier PA : Precipitating factors for delirium in hospitalized elderly persons : Predictive model and interrelationship with baseline vulnerability. JAMA 275（11）：852-857，1996
3) 菅原峰子：高齢患者のせん妄への看護介入に関する文献検討 日本老年看護学会誌 16（1）：94-103，2011
4) Rudolph J et al : Delirium : a strategic plan to bring an ancient disease into the 21st century. J Am Geriatr Soc 59（Suppl 2）：S237-S240，2011

せん妄への対応方法の基本

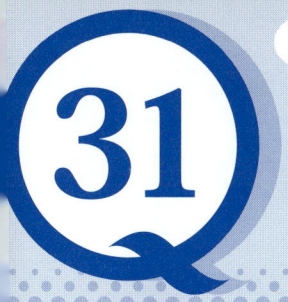

Q31 夜間にせん妄が起こった……どうすればよいですか？

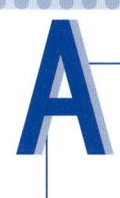

A 人手が少ない夜間にせん妄が起こった場合は患者さんの安全確保が最優先です．また，「この程度なら1人で対応しても大丈夫だろう」と考えたりせず，症状が落ち着くまでは必ず複数で対応します．

●具体的な安全確保の方法

夜間せん妄に対する安全確保は，限られた人員でいかに抑制に頼らないかに尽きます．また同時に，そのほかの患者さんの安楽な睡眠にも配慮する必要があります．具体的には，次のような方法をとります．

①環境を整備する：転倒・転落事故を防ぐために，ベッドを壁につける，衝撃吸収マットや離床センサーを設置する，3点柵を設置するなどを行います．

②ライン類を整理する：チューブ類の抜去事故を防ぐために，不要な点滴やドレーンは早期に抜去し，動作を妨げないような固定にします．

③安心感を与える：照明の調整，タッチングなどを行い，可能であれば家族の付き添いを依頼します．

④個室へ移す：患者さんが大部屋にいる場合，患者さんの安全確保と同室患者さんの睡眠を妨げないために個室へ移します．

●看護師1人で近づかない

スタッフの人数が少ない夜勤帯では，自分だけでなんとかしようと思ってしまいがちです．しかし，せん妄状態にある患者さんは突然興奮して予想外の行動をとったり，高齢者や女性であっても思いがけず強い力を出したりすることがあり，大きな事故につながる危険性があります．落ち着くまでは必ず複数で対応するようにしましょう．

> **一口メモ　医師への報告のコツ**
>
> 当直医に報告しても睡眠薬だけ処方されて終わってしまった経験をした方も多いのではないでしょうか．せん妄に対して安易に睡眠薬を使用しても効果がないばかりか，ふらつきによる転倒やせん妄症状の助長など，さらに事態を悪化させかねません．
>
> 当直医は担当医でない場合も多く，電話連絡だけではすぐには患者さんの状態を十分に把握できないため，実際に患者さんを診てもらってから指示を確認しましょう．やむをえず口頭指示となる場合は，患者さんの年齢・疾患・全身状態を簡潔に説明し，看護師の判断を伝え，どのような指示が欲しいのかを具体的に伝えるとスムーズです．そのためには看護師もせん妄に対する薬剤の知識を深めておく必要があります．
>
> また，何度も医師へ連絡しなくてすむように，指示された方法で効果がなかった場合の対処について確認しておくなど，2歩くらい先を読んだ対応が必要です．

せん妄への対応方法の基本

Q32 1対1の局面で患者さんがせん妄を発症しているところに遭遇したら，どう対応したらよいですか？

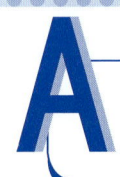

A 患者さんの安全と自分の安全を守ります．次に安心を保証します．看護師も安心して対応できればよりよいでしょう．

●安全の提供

点滴類・ドレーン類の留置中，創部保護が継続されている状態のときなどざっとその状況を確認し，2次的な身体損傷は最低限で食い止めたいものです．周囲に危険なもの（はさみ，刃物，爪切りなど）を置かない，ベッドの位置（高さ，向きなど）・ベッド柵（4点すべて上げてしまうと乗り越えてしまう可能性がありかえって危険など）の適切なセッティング，室内の物品の位置など，行動を予測し日頃より気を配っておくことが求められます．

●安心の提供

たとえ流血していたり，興奮して大声を上げていても慌てず"脅威でない"自分の存在を伝えるつもりで声をかけ，安全な環境まで導きます．日頃から患者さんの「人となり」をつかむことに惜しまず時間を使い，安心や信頼を感じてもらえるような関係性の構築が，このような局面にはとくに活かされます．

●患者さんに安心をもたらす対応のコツ

易怒的になる，行動が抑制できないといった病態が前面に出てくると，自分の安全も確保しなければなりません．怖さも当然あるでしょう．そのような場面ではチームスタッフに支援を求めましょう．

しかし，医療者側の人数が増えれば患者さんはますます不安になってしまうことも考えられます．大人数でいっせいに語りかけず，役割を決めるとよいでしょう．患者さんの動きに合わせて穏やかに移動することや，真正面から近づくよりも斜め45度程度で声をかけながらそっと接触する，落ち着いたトーンと大きすぎない程度で患者さんにしっかりと届く声で話しかけるなど，非言語的・言語的なアプローチを織り交ぜて，安心をもたらす対応をしましょう．

> **MEMO 一口メモ　すべてのプロセスは医療者の倫理観がベース**
>
> "患者さんの安全のために""攻撃されるからしかたなく"つい高圧的に反応したり，"早く安全な環境へ""周囲に影響が出る前に"あいまいな返答やその場しのぎの対応でことを急いでしまったことはありませんか？　患者本人が，自分の価値を認められ尊厳ある対応であったと感じることが，安心を保証することにつながります．
>
> 医療者としてどのような価値が優先し行動したかを改めて振り返る機会を部署の中で備えておくとよいでしょう．とくにせん妄ケアの周囲は倫理的課題も多く，"本当にほかの方法はなかったか""最善のケアが提供されていたか"など多職種で十分な検討を重ねていくことが必要なのではないでしょうか．

せん妄への対応方法の基本

Q33 せん妄を誘発・エスカレートさせるコミュニケーションとはどのようなものですか？

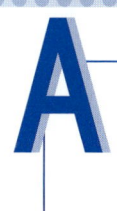

A 患者さんの言動を制止する，一度にたくさんのことを質問するなど，患者さんにとってストレスとなる医療者や家族のかかわりがせん妄を誘発・エスカレートさせてしまいます．患者さんの安心を保証するコミュニケーションが重要です．

●現実の見当をつけやすくすることで安心を保証する

「今日は何月何日？」「ここはどこなのか言ってみて！」「さっき教えたのにもう忘れちゃったの！」など現実の見当がついているかを患者さんに確認することは，正確に答えられない場合に医療者や家族から否定や修正をされることにつながるので，患者さんにとって大きなストレスになり，せん妄を誘発・エスカレートさせるコミュニケーションとなってしまいます．

確認ではなく，医療者から「今日は〇月〇日ですよ．今日はご家族が午後2時にいらっしゃいますね．楽しみですね」「ここは病院なんですよ．病気が治るようお手伝いをします」などと現実をわかりやすく伝え，患者さんが心地よさや楽しさを感じられるようにすることが重要です．

●勘違いは，周囲に影響がなければ訂正しない

患者さんが時間や場所，人物を勘違いしている場合，逐一訂正してしまうと，せん妄を誘発・エスカレートさせてしまいます．勘違いしていても周囲に害を及ぼさないのであれば，そのまま訂正しないほうが患者さんは安心を保つことができます．

●コミュニケーション場面で失敗させない

患者さんにとってわかりやすい言葉を用いて語りかけます．回答を求めるときは1度に1つの内容を問いかけます．「はい/いいえ」で答えられるように問いかけ方を工夫することも有効です．自分に語りかけていると患者さんが理解しやすいように，医療者の身体の向き，態勢や表情の豊かさにも配慮が必要です．患者さんが誇りに思っていること，楽しい思い出，趣味の話についての情報を得ておくことは重要です．その話を患者さんとすることで心地よさをもたらすことができます．

●患者さんの感情を思いやる

とくに，過活動型のせん妄を発症している患者さんは，恐怖や不安，怒りを強く感じています．病室に小さな虫がたくさんいるなどの幻視がある場合，医療者や家族は「そんなものはいません」とまず否定しがちですが，「小さな虫がたくさんいて怖いですね」と患者さんの感情に焦点を当て共感することで，患者さんに安心をもたらします．

ICUにおけるせん妄

Q34 ICUにおいて低活動型せん妄がとくに危険なのはなぜですか？

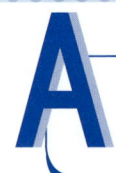

A 低活動型せん妄は見落とされやすく，介入が遅れると，臥床がちとなり，肺炎や褥瘡，尿路感染などの2次障害を起こしやすくなります．

●低活動型せん妄の介入は遅れがち

低活動型せん妄の患者さんは，危険な行動はなく静かに休んでいるように見えます．そのため，臨床では過活動型せん妄に比べて医療者の関心を引きにくく介入が遅れてしまい，せん妄発症継続期間が長くなったり臥床がちとなったります．せん妄からの回復を促し，臥床による2次障害を予防するため，段階的に活動性を高めるよう援助します．

●低活動型せん妄への援助方法

低活動型せん妄は，疲弊し精神活動が低下している状態です．そのため，患者さんの体験している苦痛や感情の表出を促し，緩和したうえで活動性を高めるよう援助します．たとえば，「痛いところはありませんか」，「疲れましたか．少し休んでから動きましょうか」などの言葉をかけ，反応をみながら，患者さんが「これくらいならやってみてもいいかな」と思える援助を探して実践します．散歩やマッサージ，他動・自動による関節可動域運動を行いながら日常的な話をするなど，治療や病状の許す範囲で患者さんの趣向を取り入れ，気分転換を促すのも活動性を高める機会になります．

●低活動型せん妄を見落とさないために

低活動型せん妄を見落とさないために，CAM-ICU（Q36参照）のように信頼性と妥当性のあるせん妄の評価ツールを用いて，少なくともシフトで1回は評価を行います．ICUやCCUなどクリティカルケア病棟におけるせん妄の発症率は重症な患者さんで20％，人工呼吸器装着患者さんでは80％ともいわれています[1]．一方，一般病棟で行った調査ですが，医療スタッフの印象に基づいた評価によるせん妄の発見率は30％未満であり，見落としの危険因子は，低活動型せん妄，80歳以上，視覚障害，認知症であったと報告されています[2]．会話のむずかしいICUでは，さらに見落とされやすくなりますので，評価ツールを導入するのは困難を感じるかもしれませんが，積極的に取り組む必要性は高いといえます．

NO! やってはいけない

「夜眠れなくなるから起きていましょうね」や「肺炎にならないよう頭の方を起こしておきますね」と必要性を説明して医療者のペースで活動性を高めるのではなく，共感や労いの言葉をかけ患者さんのペースを尊重して援助する必要があります．

●文献
1) Page V, Ely WE : How common is delirium in critical care. Delirium in Critical Care, p.14-26, Cambridge University Press, 2011
2) 茂呂悦子：せん妄の発見法は？ EB NURSING 10（4）：28-30，2010

Q35 ICUにおいて患者さんがせん妄になると予後がよくないって本当ですか？

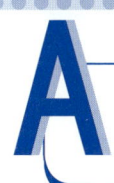

A 確かにそのような報告があります．ただし，せん妄の程度が軽く，発症持続期間が短いほど予後は改善します．

●せん妄による悪影響とは

せん妄による悪い影響には，ICUおよび病院の滞在日数の増加，人工呼吸期間の延長，認知機能の悪化，死亡率の上昇などがあります．せん妄の診断基準をすべて満たしている患者さんよりも，診断基準のいくつかの特徴や症状を示す程度の患者さんの方が，また，せん妄のまま退院や転院した患者さんよりも，退院時にせん妄から回復している患者さんの方が，悪い影響は少なく予後はよいと報告されています[1]．

●予後の改善には，早期発見，早期介入が重要

ICUの患者さんのせん妄では，安静が守れなかったり，カテーテルやチューブ類の計画外抜去を引き起こしたり，臥床に伴う2次障害を引き起こしたりすることで治療の中断や病状の悪化につながる危険性があります．また，鎮静が必要となり人工呼吸器からの離脱が遅延する場合もあります．そのため，せん妄の予防や早期発見・早期介入は，患者さんの予後を改善するためにも重要です．

●ICU退室後も評価と介入が必要

全身状態が回復しICUから退室すれば，せん妄は鎮まると考えられてきました．しかし，退院後もせん妄が持続する場合もあります．とくに，高齢患者さんでは注意が必要です．せん妄の持続期間が遷延する確率は，増悪因子の治療後1ヵ月で30％，3ヵ月で18％であったという報告もあります[2]．せん妄による悪い影響を減らすためには，ICU退室後もせん妄の評価と介入を継続する必要があるといえます．

●ICU患者さんへのせん妄ケアの方法

ICUの患者さんは，病態が変化しやすく，挿管により会話ができなかったり，意思表示がむずかしかったりします．また，治療上の制限，環境の特殊性もあります．しかし，ICUにおけるせん妄ケアも原則は一般病棟でのケアと同じです．具体的な内容についても治療の妨げにならない範囲で取り入れます．挿管されている患者さんとのコミュニケーションは，患者さんがどのような体験をしているのかを推し量り，うなずきなどの合図で返答できるよう質問をしたり，筆談しやすいようなペンを選択し枕で手の位置を調整したり方法を工夫します．また，患者さんの表情やしぐさはとても重要な情報です．なぜそういう表情やしぐさをしたのかを推察・理解して苦痛を緩和しようとする姿勢でかかわります．こうした言葉以外のコミュニケーションを大切にすると信頼関係の構築にもつながります．

●文献
1) Page V, Ely WE : How common is delirium in critical care. Delirium in Critical Care, p.14-26, Cambridge University Press, 2011
2) Page V, Ely WE : Delirium in Critical Care：why is it important? Delirium in Critical Care, p.94-108, Cambridge University Press, 2011

ICUにおけるせん妄

Q36 ICUで患者さんのせん妄のアセスメントに使われるCAM-ICUは，具体的にどう使うのですか？

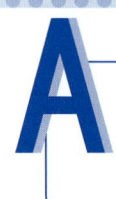

A まずステップ1として，鎮静スケールのRASS（表1）で評価し，RASS －3～+4の場合，ステップ2としてCAM-ICU（図1）によるせん妄の評価を行います．

● CAM-ICUの用い方

CAM-ICU（Confusion Assessment Method for the ICU）は，<u>挿管され発声のできない患者さんに使用できるよう開発されたツール</u>ですが，<u>非挿管患者さんにも使用できます</u>．

ステップ1では，RASS－4と－5の患者さんは，深く鎮静されているか，昏睡状態ということであり，せん妄の「評価不能」と判断します．この場合，ステップ2には進まず評価終了です．RASS－3～+4の場合は，ステップ2へ進みます．

ステップ2では，4つの特徴の有無を評価します．特徴1と2が「有」で，特徴3または4が「有」なら『せん妄あり』と，それ以外は『せん妄なし』と判断します．

覚醒の状態の評価は，RASS以外の鎮静スケールでも問題ありません．CAM-ICUで『せん妄なし』と判断した場合でも，幻覚や錯覚のような知覚障害が認められる場合もあります．知覚障害はせん妄を診断するための必須条件ではなく，CAM-ICUで検出できないためです．この場合，軽微なせん妄があって時間経過とともにCAM-ICUでも『せん妄あり』となる可能性がありますので，シフト中に1回よりも少し頻繁にせん妄評価を行います．

表1　RASS：Richmond Agitation-Sedation Scale

Score	用語	説明
+4	戦闘的	明らかに戦闘的または暴力的；職員にも直接的な危険
+3	非常に興奮	チューブやカテーテルを引っ張る，職員にもけんか腰
+2	興奮	無目的な動きが多く，人工呼吸器と合わない
+1	落ち着きない	不安げであるが，暴力的な動きはない
0	覚醒し，落ち着いている	
－1	うとうとしている	呼びかけに応じて目を合わせ，10秒以上持続する
－2	軽度鎮静	呼びかけに目を合わせるが，10秒以上持続できない
－3	中等度鎮静	呼びかけに反応するが，目を合わせられない
－4	深い鎮静	呼びかけに反応しないが，身体的刺激で体動がある
－5	応答なし	呼びかけにも身体的刺激にも反応しない

判定方法：30秒間，患者さんを観察する．
1）覚醒していれば，動きがあるかどうか（0～+4）
2）覚醒していなければ，名前を呼んで，こちらを向くようにさせる（－1～－3）
3）呼名に反応がなければ肩を揺するなどの刺激を与える（－4～－5）

［日本呼吸療法医学会：人工呼吸中の鎮静のためのガイドライン．人工呼吸 24（2）：147-166，2008 から引用，一部改変］

```
┌─ ステップ1 ────────────────────────────────────┐
│ ●RASSによる覚醒状態の評価                        │
│   RASS－3～＋4の場合：    RASS－4～－5の場合：   │
│   ステップ2へ進む         ステップ2へは進まずせん妄の │
│                          「評価不能」と判断し評価終了  │
└──────────────────────────────────────────────┘
            ↓
```

ステップ2

特徴1	≪特徴1：精神状態変化の急性発症または変動性の経過≫ ・入院前の精神状態のベースラインからの急性変化，または，過去24時間の精神状態の変動がある場合は「特徴1有」と判定し特徴2の評価へ進む． ＊入院前の精神状態のベースラインについては，家族や友人，入所していた施設の介護者から情報を得る．認知症のある患者の場合も同様に入院前の認知機能の状態を確認する． ＊脳梗塞や低酸素脳症による不可逆的な脳の障害が生じた場合は，入院前の精神状態ではなく，脳の障害によるものか，せん妄によるものかを見極め新たなベースラインを設定する．	無	有	有	有	有
特徴2	≪特徴2：注意力欠如≫＊注意力の欠如とは注意を集中し維持できないだけでなく，注意を転動できない状態である． ・補聴器や眼鏡が必要な患者の場合は装着してから評価を行う． ・間違えた回数が2つ未満の場合は「特徴2無」と判定し，『せん妄なし』で評価を終了する． ・いずれかで2つ以上間違えた場合は「特徴2有」と判定し，特徴3の評価へ進む． ・聴覚的評価で2つ以上間違えた場合は，視覚的評価を行う．しかし，患者の協力が得られない場合は行わず特徴3の評価へ進む． 【聴覚的評価】 ①数字やアルファベット（アイウエオでもよい）を10個言うので「1（A，ア）」のときだけ事前に決めた合図（手を握る，頷くなど）をするよう伝える． ②1秒1文字のペースで読み上げていく（5，3，1，…，あるいは，B，C，A） ・指定した文字「1（A，ア）」で手を握らなかったときと指定した文字以外で手を握ったときを間違いと判定する． 【視覚的評価】 ①患者に5枚の絵（テーブル，短剣，猫など）を見せるので覚えるよう伝える． ②5枚の絵を1枚3秒程度のスピードで患者に見せる． ③患者に10枚の絵を見せるので覚えた絵が出てきた時だけ合図するよう伝える． ④10枚の絵を1枚3秒程度のスピードで患者に見せる． ・先に見せた絵で合図できなかったときと見せていない絵で合図したときを間違いと判定する．	不要	無	有	有	有
特徴3	≪特徴3：意識レベルの変化≫ ・評価開始時ではなく今現在の患者の意識レベルが「意識明瞭」以外（RASSで0以外）の場合，「特徴3有」と判定し『せん妄あり』と判断する． ・RASS0の場合は「特徴3無」と判定し特徴4へ進む．	不要	不要	有	無	無
特徴4	≪特徴4：無秩序な思考≫ ・2つ正解できない場合や，指示に従えない場合は，「特徴4有」と判定し『せん妄あり』と判断する． ・質問で2つ以上間違え場合は，【指示による評価】を行う必要はない． ・質問に3つ以上正解でき，指示に従えた場合は『せん妄なし』と判断する． 【質問による評価】 正しい時だけ事前に決めた合図をするよう伝え，セットAまたはBを使って患者に4つの質問をする． ＜セットA＞　　　　　　　　　　　　＜セットB＞ ①石は水に浮くか？　　　　　　　　①葉っぱは水に浮くか？ ②海に魚はいるか？　　　　　　　　②海にゾウはいるか？ ③1gは，2gより重いか？　　　　　　③2gは，1gより重いか？ ④釘を打つのにハンマーを使用してもよいか？　④木を切るのにハンマーを使用してもよいか？ 【指示による評価】 ①患者の前で2本の指を上げて見せ，同じことをするように指示する． ②評価者の2本の指を下げ，患者にもう片方の手で同じこと（2本の指を上げる）をするように指示する．	不要	不要	不要	有	無
せん妄の有無		なし	なし	あり	あり	なし

図1　CAM-ICU

ICUにおけるせん妄

Q37 せん妄を鎮めるにはサーカディアンリズムの調整が必要と聞きますが，ICUではどうしても治療が優先されてしまう……どう調整すればよいですか？

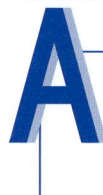

A 睡眠を阻害する要因を取り除き，心身の快適さを促進して自然な睡眠パターンを維持できるよう援助します．それでも睡眠障害が認められる場合は夜間のみ鎮静を行います．鎮静はRASSのように信頼性と妥当性のあるスケールを用いて深度を評価し投与量を調整します．持続鎮静が必要な場合は，できるだけ浅い鎮静深度となるよう調整します．

●睡眠パターンを適切にする援助

ICUの患者さんは，過大侵襲に対する生体反応や療養に伴う苦痛，特殊な環境などにより，しばしば睡眠パターンは障害されます．そのため，疼痛や不安，緊張など心身の苦痛を取り除くよう援助します．また，患者さんの要望を取り入れた照明や室温，音などの環境調整を行い，自然な睡眠を促します（表1）．さらに，ICUの患者さんにおける早期離床の有効性が明らかにされてきていますので，日中は治療・病状の許す範囲で段階的に離床を促し，テレビや音楽鑑賞などの気分転換行動も取り入れて，昼夜のリズムを整えるよう援助します．

表1 ICUにおける夜間の睡眠援助の例

- 照明や室温，掛物を患者さんの要望を取り入れて調節する．
- 要望に応じて音楽を流す．
- 医療スタッフ間で足音や声の大きさ，ベッドサイドでの会話などを注意喚起する．ほかの患者さんの処置や対応で繁忙な状況のときでも，合間の時間を使って気遣いの言葉をかける．
- 疼痛や呼吸困難感など身体的な苦痛はないか確認し，穏やかな表情で過ごせる状態まで緩和する．
- 体位変換は除圧を取り入れながら同一体位を3時間程度まで許容する．
- 気管吸引は呼吸音や人工呼吸器のグラフィックモニタを活用して必要最小限にする．
- フィジカルアセスメントを行う際は，静かに穏やかに名前を呼び，実施内容と短時間で負担をかけないよう努めることを説明し本人の同意を得て行う．

一口メモ　鎮静の方法と予後

鎮静については，日中は中断し夜間のみ投与する方法と持続投与する方法があります．持続投与の場合は，できるだけ浅い深度（RASS-1～-2）で管理するほうが，深い深度（RASS-3以下）で管理するよりも，人工呼吸管理期間およびICUと病院の滞在日数の短縮や，ICU退室後も継続するような認知機能障害の減少など患者さんの予後を改善するとされています[1]．

●文献
1) Barr J et al : Clinical practice guidelines for the management of pain, agitation, and delirium in adult patients in the intensive care unit. Crit Care Med **41**（1）：263-306，2013

ICUにおけるせん妄

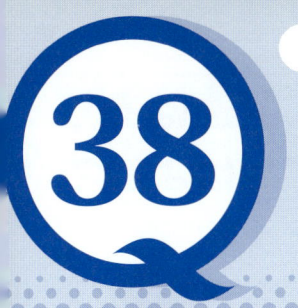

Q38 ICUでは転倒転落事故やカテーテル・チューブ類の計画外抜去を予防するため，身体拘束を積極的に行う方がよいのですか？

A 身体的拘束は，せん妄のリスクファクターとして知られており，症状を悪化させる危険性があります．そのため，転倒転落やカテーテル・チューブ類の計画外抜去を引き起こしそうな患者さんの危険な行動の原因を探索し取り除くことを優先します．そして，ほかに代替となる対処方法がない場合にのみ身体拘束を行います．

●危険な行動の原因を探る

医師や理学療法士，薬剤師などと協働し，せん妄や不安，緊張，疼痛，低酸素血症，低血糖，低血圧，薬物依存など転倒転落やカテーテル・チューブ類の計画外抜去を引き起こしそうな患者さんの行動の原因を探索・除去します．

患者さんの行動はせん妄による錯覚や幻覚が生じているせいかもしれませんし，現状が認識できず不安や緊張を感じ混乱しているせいかもしれません．あるいは，痛みや身の置き所がないといった身体的な苦痛によるものかもしれませんし，病状が悪化しているサインかもしれません．いずれの場合であっても，患者さんの行動は心身の状態変化の現れであるという認識をもち援助することが重要です．興奮し意思の表出や説明の理解・現状の認識が困難な患者さんでは，対応がむずかしく鎮静を必要とする場合もあります．しかし，鎮静も薬剤による拘束になりますので，身体拘束同様に，代替となる対処方法がない場合にのみ行います．

● ICUにおける身体拘束の影響

ICUの患者さんは過大侵襲を受け高度な医療的介入なしには生命を維持し回復するのは困難な状態にあり，種々の機械・器具，カテーテル・チューブ類の装着により身体の自由は損なわれやすく，意思の表出や説明内容の理解・現状の認識もむずかしい状況にあります．身体拘束は，尊厳を傷つけるだけでなく，療養生活の質をさらに低下させてしまいます．そのため，患者さんが安全に治療を継続するための対策として身体拘束以外の方法がない場合にのみ行います．

●ほかに方法がなく身体拘束を行うときの配慮

身体拘束を行う際は，安全が守られ，かつ，拘束する範囲を最小限にするよう工夫し，少なくとも1日1回は必要性を再評価して早期解除に努めます．患者さんの安全性・快適性と尊厳が保たれるように配慮します．

また，拘束部位の血流および神経障害や関節可動域・筋力の低下といった2次障害を予防するために，少なくとも体位変換やバイタルサイン測定の際には一時的に身体拘束を解除し，拘束部位を注意深く観察します．

術後せん妄

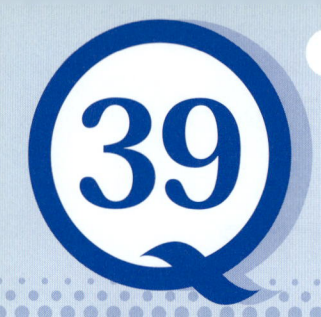

Q39 術前からの不安緊張とせん妄に関連はありますか？ どのようなケアをすればよいですか？

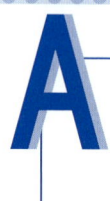

A 不安緊張が強い患者さんは手術侵襲により判断力が低下したときに精神的混乱を起こしやすく，せん妄を発症する可能性が高いといえます．術前から患者さん・家族とよくコミュニケーションをとって信頼関係を築き，術後の具体的なイメージをつかんでもらえるよう援助することでせん妄のリスクを軽減することができます．

●不安緊張と混乱，混乱とせん妄の関連

術後の患者さんはさまざまなチューブや機器につながれて思うように動けず，ただでさえ状況把握のむずかしい状況です．加えて疼痛などの苦痛があっても気管挿管の影響で声を出すこともままならない……．もともと不安緊張の強い患者さんがパニックを起こしせん妄状態になってしまうのは容易に想像がつくのではないでしょうか．

こういった患者さんのせん妄を予防するためには，「手術は終わりましたよ．お疲れさまでした」といった労いの言葉や，名前をよぶ，1つ1つ声をかけながらケアを行う，ナースコールを必ず手元に置いておくなど，基本的な看護の力が非常に重要になります．

●患者さんの不安の中身とは……

手術やICUに対して「よくわからないけれどなんだか怖い」というイメージをもっている患者さんは少なくありません．いくら説明してもむずかしい言葉ばかりでは余計に不安を煽ってしまいますので，患者さんの理解力に合わせて絵や写真を活用したり実際に見学してもらったりするなどして，術後経過を具体的にイメージできるよう援助しましょう．

説明は数回に分けて行い，不安な点がないかこまめに声をかけることも重要です．

●術後せん妄が起こったときに慌てないために

せん妄が起こったときに患者さんの普段の様子を知っている人がそばにいるとは限りません．どんな人柄なのか，理解力はどの程度なのか，既往歴，家族構成など術前にしっかりと情報収集しておくことが重要です．

また，家族の存在は患者さんにとって非常に大きな安心感となります．術前から家族にもせん妄について説明し，連絡先や付き添いが可能か確認しておきましょう．

術後せん妄

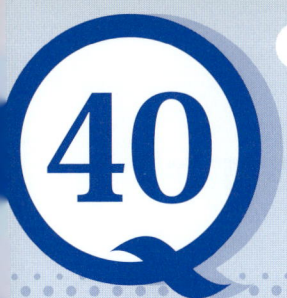

Q40 術後の経過とせん妄に関係はありますか？

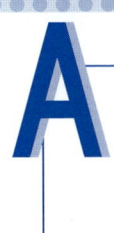

A 術後にせん妄を発症すると，必要な術後の処置やリハビリテーションが十分に行えず，在院日数が延長し，ADLの低下を引き起こすといわれています．せん妄に対し，適切な治療が行われると，在院日数の短縮につながります．

●術後せん妄の発症率

術後のせん妄は，手術で受けた侵襲から回復する過程で起こってくるものであり，高齢者では約6割が術後せん妄を発症するといわれます[1]．

●術後にせん妄を発症する弊害

術後にせん妄を発症すると，予定されていた処置が行えなくなります．たとえば，患者さんは自分の置かれている状況を理解できず，点滴の抜去事故が起きたり，必要な安静が保てなくなったりします．また，昼夜逆転してしまい，リハビリテーションも集中して行えなくなるなどのさまざまな問題が起きます．

これらのことから，術後の回復は遅れてしまい，在院日数が延長し，ADLの低下が起こり，自宅への退院も困難になるといわれています．

●術後せん妄も早期発見，早期介入が大切

このため，術後せん妄もほかの場面でのせん妄と同じく，早期に発見し，早期に適切な介入・治療を行うことは，その後の回復にとってとても重要なことです．

●術後せん妄への介入による効果

大腿骨骨折に対する手術の後にせん妄を発症した高齢の患者さんに対して，精神科医がリエゾンコンサルテーションで介入した群と介入しなかった群を比較すると，介入群は対照群に対して在院日数が12日短縮し，2倍の患者さんが自宅退院したという論文[2]もあり，せん妄治療を適切に行うことが手術のアウトカム向上につながります．

●文献
1) 西口滋ほか：大腿骨近位部骨折とせん妄. 骨折 **30**（3）：511-515, 2008
2) Levitan SJ, Kornfeld DS : Clinical and cost benefits of liaison psychiatry. Am J Psychiatry **138**（6）：790-793, 1981

術後せん妄

Q41 術後疼痛とせん妄に関係はありますか？

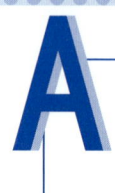

A 術後疼痛の治療が不十分であることは，術後せん妄の危険因子となります．また，疼痛の治療に用いられるオピオイド製剤は，せん妄の原因となります．適切な疼痛コントロールが，せん妄の予防に重要です[1]．

●術後疼痛をコントロールする

適切に疼痛をコントロールするためには，①目標設定を行い（表1），②再現性のある評価方法で疼痛を繰り返し評価し，③薬物治療・非薬物治療を行うことが大切です．

①目標の設定

第1目標	疼痛のない夜間睡眠を確保する
第2目標	安静時の疼痛を消失する
第3目標	体動時の疼痛を消失する

②疼痛の評価

コミュニケーションが取れる場合は，Numeric Rating Scale（NRS），Visual Analogue Scale（VAS）を使用することが一般的です．コミュニケーションが取れない場合は，表情，体動，筋緊張，人工呼吸器との同調性（挿管中の患者）／発声（抜管後の患者）の4項目についてスコアをつけるCritical-Care Pain Observation Tool(CPOT)があります．人工呼吸器を使用している患者さんでは，表情，上肢の動き，人工呼吸器との同調性についてスコアをつけるBehavioral Pain Scale（BPS）があります[2]．

③疼痛治療

・薬物療法：予想される疼痛の強さや範囲に応じて局所麻酔薬，非ステロイド抗炎症薬（NSAIDs），アセトアミノフェンなどから開始し，強度の疼痛が予想される場合は，オピオイドを併用します．特定のオピオイド製剤を推奨することはありませんが，全身状態に応じて選択し，調節しながら使用します．疼痛の性状によっては鎮痛補助薬の使用も検討し，日中の眠気をできるだけ少なくすることが望ましいと考えられます．

・非薬物療法：音楽をかけたり，リラックスできるような環境を整えることも有効とされています．

●文献
1) Shim JJ, Leung JM : An update on delirium in the postoperative setting : prevention, diagnosis and management. Best Pract Res Clin Anaesthesiol **26**（3）: 327-343, 2012
2) Barr J et al : Clinical practice guidelines for the management of pain, agitation, and delirium in adult patients in the intensive care unit. Crit Care Med **41**（1）: 263-306, 2013

術後せん妄

Q42 ドレーンやカテーテルなどのライン類の管理において，どのようなせん妄ケアを行えばよいですか？

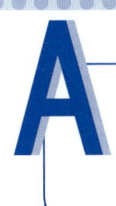

A せん妄状態をアセスメントし，患者さんの状態に合わせて観察や環境整備，ライン類が気にならないような工夫をしつつ，なるべく早期に抜去できるよう調整することが重要です．安易な身体拘束をしてはいけません．

●危険な行動の背景

せん妄の患者さんは注意力の低下により，チューブ，ドレーン，カテーテルなどのライン類（以下，ライン類）の必要性を理解し覚えておくことがむずかしくなっています．そのため，不用意に体を動かしてしまいライン類の計画外抜去や屈曲が起こりやすくなります．また，ライン類挿入に伴う痛みや瘙痒感といった不快症状や，「毒を入れられている」といったような妄想から自分で抜去してしまうこともあります．患者さんの危険行動の理由をアセスメントし，患者さん個々に必要な対応をしていくことが大切です．

●患者さんのアセスメント

まずは患者さんのせん妄を適切にアセスメントすることが重要です．同じ患者さんが何度も自分で抜去を繰り返すことが少なくないため，入院時に家族から抜去歴などの情報をとっておくとよいでしょう．

●こまめな観察と環境整備

せん妄を発症した患者さんはライン類を気にせず動いてしまうため，適宜ライン類の固定や屈曲などの観察を行うとともに，ベッド周囲や寝具などを整理します．患者さんの体動や活動範囲を考慮し，ライン類の長さを調節することも抜去事故予防には有効です．はさみなどの刃物は絶対にベッドサイドに置いてはいけません．

●ライン類が気にならない工夫

ライン類が気にならないように，(1) ライン類が視界に入らないような工夫，(2) ライン類による不快感を軽減する工夫が重要です．ライン類が視界に入らないような工夫としては，ライン類を衣類の中に通す，点滴スタンドの位置を調整する，刺入部を包帯などで覆うなど，また，ライン類による不快感を軽減する工夫としては，刺入部の違和感や疼痛の確認と対処，かぶれにくい固定テープの選択などが挙げられます．

●ライン類の早期抜去

膀胱留置カテーテルやCVカテーテルなどの挿入は術後せん妄の重要なリスク要因です．医師とライン類の必要性について適宜話し合い，なるべく早期に抜去したり，夜間に点滴をしなくてすむよう調整することも大切です．

●文献
1) 卯野木健：事故抜去の原因を理解する．Expert Nurse 25（9）：41-46，2009
2) 神山淳子：せん妄のケアに強くなる—安全管理．せん妄であわてない（茂呂悦子編），p56-59，医学書院，2011
3) 東京都病院経営本部：ライン類の抜去防止対策マニュアル，2009
http://www.byouin.metro.tokyo.jp/hokoku/anzen/documents/jikoyobo0900.pdf より　2013年4月1日検索

終末期におけるせん妄

Q43 終末期にはどのようなせん妄ケアを行えばよいですか？

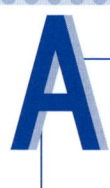

A 終末期のせん妄は，多くの患者さんに起きるとされています．複数の要因があることが多く，治療抵抗性で耐えがたい苦痛となる場合には鎮静の対象となることもあります．家族への十分な説明とケアが重要です．

●終末期のせん妄の原因

終末期のせん妄の原因として，薬剤（オピオイド，睡眠薬，抗不安薬，副腎皮質ステロイド，H_2ブロッカーなど）のほか，腎機能・肝機能含む全身状態の低下，低アルブミン血症，貧血，脱水，電解質異常（低ナトリウム血症，高カルシウム血症など），感染症，サイトカインやプロスタグランジンなどの生理活性物質の分泌，腎機能・肝機能低下，疼痛，便秘などがあります．これらが重なって原因となっていることも多く，対処可能な原因，回復の可能性，患者さんの苦痛とのバランスなどを査定し，対処方法を検討していくことが必要となります．終末期だからどうしようもない，ということではなく，<u>アセスメントをしっかり行い，患者さんの苦痛を和らげるためにできることを最大限行う姿勢も重要</u>となります．

●患者さんと家族が安心して過ごせるように

それまでの患者さんとのかかわりや家族の情報から，その人となりを知り，何をいやがっているのか，どのようなことが心地よいのか推察して，不快を取り除き，より安心して過ごせるような環境づくりが重要となります．家族が患者さんへ穏やかにかかわれるように，あらかじめせん妄が起こりうることを説明しておくことや，原因や行っている治療について説明すること，家族の気持ちに共感すること，患者さんの発言を否定せずに安心感を与えられるようかかわることなどを家族に伝えていくことも大切です．

●終末期のせん妄における鎮静の考え方

終末期のせん妄は，<u>鎮静の対象になり得ます</u>．ただし，その適応の判断は，患者さんにとって耐えがたい苦痛があることや十分な評価や治療を行ってもその苦痛が治療抵抗性のものであることという点を検討すること，患者さんや家族の意思を確認することなどが必要とされています．それらを正確に，総合的に評価，判断するために，家族や医療チーム内での十分な話し合いが不可欠となります．

●文献
1) 特定非営利活動法人日本緩和医療学会緩和医療ガイドライン作成委員会編集：苦痛緩和のための鎮静に関するガイドライン2010年版，金原出版，2010

認知症患者さんのせん妄

Q44 認知症の患者さんのせん妄ケアでとくに注意することは何ですか？

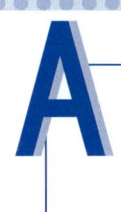

A 認知症の患者さんのせん妄ケアは，せん妄が発症することを前提としてケアを行います．認知症の患者さんのせん妄症状は，認知症の悪化ととらえられやすく，予防や対応が遅れる傾向があるため，せん妄のない状態の患者像をもつことが大切です．

●認知症の患者さんのせん妄の特徴

認知症の患者さんのせん妄では，認知症症状の悪化ととらえられやすく，せん妄の予防や対応がなされないために遷延化する傾向があります．

認知症自体がせん妄の準備因子（Q90参照）とされていますから，環境や心身の状態の変化があればせん妄が発症するという前提で看護をします．とくに高齢の認知症の患者さんでは，多くの要因が複雑に関連してせん妄を生じます（表1）．

●認知症の患者さんの入院

認知症の患者さんの入院では，多面的にアセスメントします（表2）．また，認知症の患者さんの場合，できるだけ早く回復でき，元の生活に戻るよう援助を計画し，実践します．せん妄ケアはその一部として重要です．

表1　認知症の患者さんがせん妄を発症しやすい要因

- 高齢
- 多くの身体疾患
- 多くの内服薬（とくにせん妄を引き起こす薬物）
- 環境への適応に時間を要す
- 環境からの刺激により影響を受けやすい

表2　認知症の患者さんのせん妄のためのアセスメント項目

①身体のアセスメント
　身体疾患の有無や内容，治療の内容（侵襲の大きさ，ドレーンやカテーテルの使用の有無，安静度，疼痛の有無や程度など），睡眠状況，視力や聴力の程度，食事摂取量など
②認知症のアセスメント
　疾患の種類，認知機能など
③個人のアセスメント
　入院前の症状や状況，生活レベル，本人の性格など
④内服薬のアセスメント
　身体疾患や認知症の治療に用いられている薬物の内容や量，内服時間など
⑤環境のアセスメント
　部屋やベッドの位置，本人から見えるものの把握（光の入り方など），音，同室者の状況（患者の変更，同室者の容体など），入院前の生活環境など

4章　せん妄は起きたら，こう対応しよう

もっとくわしく

アセスメントでは，認知症の特徴をふまえてとらえ，ケアにつなげる

- 身体的な苦痛：認知症の患者さんの場合，疼痛や不快，苦痛をうまく言葉で訴えることができず，言葉にできない身体感覚を行動や異なる言葉で表している場合があります（例：「痛い」とき，落ち着きがなくなるなど）．患者さんのもつ疾患やその重症度，治療の内容から，疼痛や不快，苦痛を予測し，サインとしてとらえます．
- その人の立場になって，認知症の患者さんの不快や苦痛につながる原因は何なのかを常に考える姿勢をもつことが大切です．

やってはいけない

"認知症だから"治療への協力を得られないという理由で身体拘束や薬物での対応を決定してはいけません．

一口メモ　認知症の患者さんのアセスメントのポイント

- 本来のその人のとらえ方：せん妄が生じてからでは対応が遅いため，認知症の悪化ととらえないためにも，入院前や手術前の状態を家族から情報を得ることでせん妄のない患者像をイメージしておくことが大切です．
- 生活リズム：認知症の患者さんでは，生活リズムの変調が生じやすくなりますから，入院前からの睡眠状況やパターン，日中の過ごし方を家族からあらかじめ聴取しておく必要があります．
- 認知機能：患者さんの生活や言動，行動，医療スタッフや家族との会話から生活に必要な認知機能をとらえます．たとえば，尿意を訴えられるのか，部屋に迷わず戻ることができているか，などです．
- 意思疎通：患者さんが理解し，納得できるコミュニケーション方法（説明のしかたや内容，かかわり方）を探ります．
- 薬物：用いている薬物をすべて調べてせん妄を引き起こすものがないかチェックします．ほかの病院の薬剤や漢方薬，サプリメントも調べます．薬剤とせん妄症状との関連をみるために内服時間も把握しておくとよいでしょう．
- 環境：通常は何とも感じない環境であっても，認知症の患者さんにとっては大きな刺激になります．患者さん特有の見え方，聞こえ方，感じ方があるという前提で探索してみましょう．環境は時間によって変化するため，日中だけではなく，夜間や休日，勤務交代の時間についても把握します．

第5章

家族に何を伝えるか

家族に何を伝えるか

Q45 せん妄のハイリスク患者さんの家族に何を伝えればよいですか？

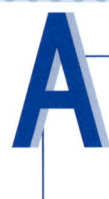

A せん妄のハイリスクの患者さんの家族には，まず，せん妄を発症しやすい人であること，状況によってその可能性が高まることを伝えます．入院時にはせん妄の説明と予防について，せん妄発症時には対応方法と症状の理解を，退院時には今後もせん妄発症の可能性が高いことを伝え，今後新たな医療機関や医療者にかかるときには，適切なケアを受けるためにも申告をするとよいことを伝えます．

● せん妄のハイリスクな患者さんとは

　せん妄のハイリスク因子には，<u>高齢者，脳卒中や認知症などの脳の器質的障害，強い不安</u>といったことが挙げられます．

● 状況に応じてポイントを絞って伝える

　このような因子をもつ患者さんの家族には，<u>入院時，せん妄発症時，退院時によって，ポイントを絞り伝えていく</u>ことをお勧めします．

表1　状況に応じて家族に伝えること

状況	家族に伝えること
入院時	●治療や手術により，せん妄という一時的に寝ぼけや興奮した状態になる可能性が高いこと ●せん妄は回復可能であること ●誘因として，眠れないことや不安があり，安心できる環境が重要であること ●いつも使っているカレンダーやメガネ，補聴器などを持参すること ●カレンダーが日時の感覚を呼び戻し効果的なことや，メガネや補聴器があることで，場所の感覚を取り戻し，安心をもたらすことができること
せん妄発症時	●周囲への注意が長続きしないため，家族が一生懸命に，今の状況を説明しようと説得しても，効果はないこと ●覚醒度に応じて，短い文章で，日時，場所，手術など入院しているという状況などを伝えるとよいこと（看護師が実演し示すとよい） ●安心できるように，優しい声のトーンで話しかけるとよいこと
退院時	●せん妄状態になったことから，今後もなんらかの健康トラブルで入院となった場合には，せん妄を再発しやすいこと ●次の入院時には医療者に，これまでにせん妄を起こしたことがあることを伝えていくとよいこと．せん妄の経験を伝えることは，予防的なケアを早期から受けることができ，発症を抑えられたりせん妄の期間が短くなるといったメリットがあること

Q46 家族に何を伝えるか

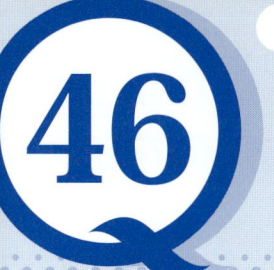

術後のせん妄リスクについて，家族または本人に伝えるタイミングはいつがよいですか？

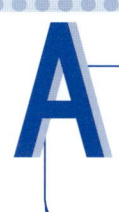

A 術前の安定している状態のときに，術後合併症の1つとして伝えるとよいでしょう．このとき，家族の不安が高まらず，冷静に受け止められるよう，術前オリエンテーションの中の1つとして伝えるとよいでしょう．

●術前にせん妄のリスクを伝えておく

手術を受ける患者さんや家族は，手術の成功や順調に回復することへの願いとともに，不安をもち続けています．しかし，その一方で，実際に手術後のダメージを受けた状態ではないことから，冷静さも保たれています．そこで，患者本人や家族には，手術前の時点で術後の回復のプロセスを伝えるとともに，術後合併症として，せん妄状態に陥りやすいこと，それらは一時的な症状であることを伝えるとよいでしょう．

●せん妄のリスクは対策できるもの・できないものを整理して伝える

せん妄のリスクを伝えるときは，対策が立てられるリスクとそうでないものがあることを整理し伝えることがポイントです．そうすることで，せん妄発症の予防対策への動機づけやせん妄発症時の混乱を最小限にすることもできます．そこで，せん妄のリスクを伝えるタイミングを考える際に留意すべきこととして，以下のようなことがあります．

●患者さんや家族の不安を推し測りつつタイミングを見極める

発生していないせん妄やそのリスクについて伝えることは，手術直前の不安を高めてしまうことのように考えがちですが，発生していないため本人や家族が冷静に耳を傾けることができます．ただ，手術直前というより，術前オリエンテーションの中の1つとして伝えるとよいでしょう．また，せん妄リスクへの対応として，発症予防や発症したときの対応について説明しておくと，家族の準備性を高めることができます（表1）．

●冷静に対応できる人物を特定し伝える

せん妄を発症した患者さんを見て家族は混乱することも珍しくありません．しかし，あらかじめ説明を受けていること，回復可能な症状であるということを思い出し，冷静に対処することができます．そのためには，家族の中でせん妄リスクを伝える人物は，患者さんとともに大きく動揺することが少ないと思われる人物を探すとよいでしょう．

表1 家族の準備性を高める説明

説明事項	内容
家族が患者さんにかかわる時機	術後数日し，せん妄の症状が出現した（しやすい）時機に，家族がそばにいて安心感や刺激を与えることが効果的
術前から家族が持参するとよいもの	時間や場所の見当識が障害されることもあるので，カレンダーやメガネ・補聴器などがあるとよい
せん妄発症時の家族の対応	患者に簡単な表現で今の状況（手術後，場所，時間）を説明する

家族に何を伝えるか

Q47 せん妄を起こすことを想定していなかった患者さんが発症したとき，家族に何を伝えればよいですか？

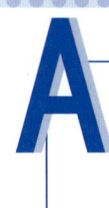

A せん妄という一時的な意識障害を起こしていることを家族に伝えるとともに，家族の不安を受け止めます．そして，せん妄発症時のかかわり方のコツを伝えるとともに，せん妄は一時的な症状であること，再発の可能性があることを伝えます．

●予期せぬせん妄は家族のショックが大きい

直接因子である基礎疾患が引き金となり発症するせん妄は，急性発症であることが知られています．せん妄がローリスクで，せん妄について医療者から説明を受けていなかった家族は，興奮や混乱をしている患者さんを目の前に，日々の生活の中では素振りもなかった日常の様子との格差に大きく落胆するでしょう．せん妄の直接因子となっている病態に重ね，せん妄のさまざまな症状により「変になってしまった」と強いショックを受けると想像されます．

●家族対応のポイント

このようなときに，せん妄は可逆的であるため原因を取り除けば元に戻ると家族に伝えても，目の前の変わってしまっている患者さんの状態にとらわれ，医療者の説明がなかなか理解してもらえないことも珍しくありません．このような場合は，以下のような対応がポイントとなります．

表1 せん妄のローリスク患者さんが発症したときの家族対応のポイント

対応	ポイント
家族の不安を受け止める	●せん妄状態について理解を促すための説明を行う前に，家族の訴えに十分耳を傾け，不安を受け止める ●少しずつ患者さんの状態を受け止めはじめたらせん妄の説明をする ●これから家族として何をしていけばよいか，どのように患者さんを支えていけばよいのか考えられるようにかかわる
かかわり方のコツを伝える	●注意障害のために，会話のつじつまが合わなくなることを伝える ●長々と言葉で説得をせず，意思疎通が図れる内容や状態を見極め，短文でポイントを絞るなど接し方を伝える ●話し方のコツを家族に説明したのち，実際にやってもらい成功体験をもてるようにし，家族の不安軽減を図る
再発の可能性を伝える	●今回，せん妄を発症したことから，今後も再発しやすいことを伝える ●今後，入院したりするときには，隠しておくのではなく，医療者に「以前せん妄を発症した」と情報提供すること，それにより早期から対策をとってもらえるといったメリットにつながることを伝える

第6章

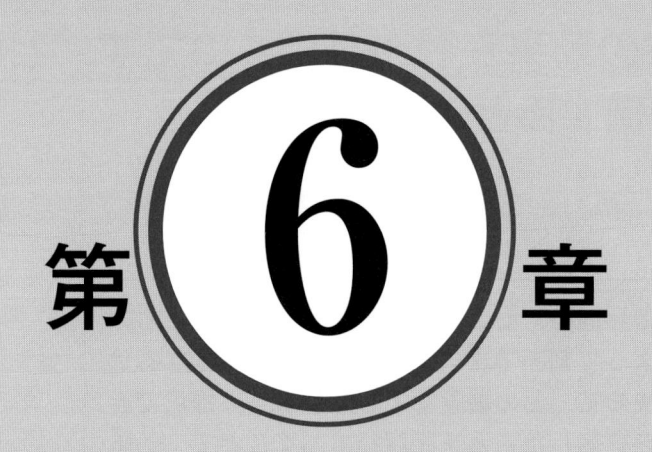

こころがけたい，普段のせん妄予防策

せん妄予防の効果と評価

Q48 せん妄予防の効果がわかりにくいです．どのように評価するとよいですか？

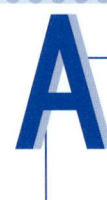

A せん妄予防の効果は，せん妄の発症のアセスメント・評価を，患者さんの入院中に定期的に行うことによって判断できます．患者さんに実施するせん妄予防ケアは，ケア内容を決めて，どの看護師でも同じように提供できるようにします．そしてケアを実施したことを記録しておくことで，予防ケアの内容が効果的かどうかを評価することができます．

●せん妄予防ケアの内容を統一し，定期的かつ継続的にせん妄ケアを記録する

患者さんに提供するせん妄予防ケアの内容を統一することで，継続的にケアが提供できるようになります．そして，実施したせん妄の予防ケアやせん妄症状へのケア内容と，せん妄発症の有無や症状のアセスメント・評価結果を，定期的かつ継続的に記録します．せん妄ケアに関する記録については，Q70を参照してください．

●評価対象

個々の患者さんへのせん妄予防ケアの内容とせん妄発症について，患者さんの入院期間中の経過を評価します．一方，病院全体または病棟ごとの入院患者集団のせん妄予防ケアの効果について，せん妄のアセスメント・評価記録とケア実施記録を統計学的に分析することができます．

●せん妄予防の効果の評価方法

せん妄予防ケアを実施することで，部署あるいは組織のせん妄の発生状況が変化したかを評価します．そのためには，たとえば毎月の部署のせん妄発症状況を調べ，せん妄予防ケアの導入との関連をみます．せん妄発症率が低下していれば予防ケアの効果があったと判断します．

●患者さんを評価するタイミング

せん妄を予防できているかどうかを評価できるよう，評価のタイミングは，せん妄の徴候や症状を発症した時だけでなく，患者さんの入院時およびせん妄予防ケア開始時とケア提供中に，定期的かつ継続的に評価を行います．ケア終了時にも評価します．せん妄の徴候や症状がなくても，定期的なアセスメント・評価を行ってせん妄を予防できていることを確認，記録することに意義があります．

●せん妄予防のために提供したケア内容の評価と改善

せん妄予防のために提供するケア内容を具体的に決めておき，どの看護師も同じように，継続的にケアを提供できるようにします．そしてケアを実施したことを記録しておき評価します．実際のケアの実施状況とケアの効果をみて，改善に活用します．

●文献
1) Inouye SK et al : A multicomponent intervention to prevent delirium in hospitalized older patients. N Engl J Med **340**（9）: 669-676, 1999

せん妄を誘発しにくい環境をつくる

Q49 せん妄を誘発しにくい環境づくりとはどのようなものですか？

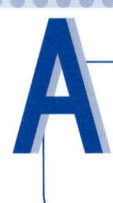

A せん妄を誘発しやすい環境要因として，過剰な刺激，刺激の遮断，不慣れな環境などがあります．せん妄を予防するためには，これらの要因を知り，軽減するような環境づくりをしていくことが求められます．

●せん妄を誘発しやすい環境要因

せん妄を誘発しやすい環境要因には，過剰な刺激，刺激の遮断，不慣れな環境などがあります（表1）．せん妄の準備因子（Q90参照），直接因子（Q88参照）に加えて，誘発因子（Q89参照）の1つとして環境要因が加わることで，患者さんは<u>ますます環境に適応できなくなりせん妄を発症</u>してしまいま

表1 せん妄を誘発しやすい環境要因と具体例

環境要因		具体例
過剰な刺激	視覚	・夜間の部屋の照明 ・ナースステーションや廊下からの明かりの漏入 ・夜間の巡回，処置，体位変換時の照明点灯
	聴覚	・夜間巡回時のスタッフの靴の音，ドアの開閉の音 ・夜間の処置，体位変換やおむつ交換，排尿誘導時のスタッフの声 ・モニターや人工呼吸器などの機械の音 ・他者の話す声や叫ぶ声
	臭覚	・排尿・排便臭，処置時のにおい
	触覚・体感	・治療に伴う不快な刺激：持続点滴，膀胱留置カテーテル，酸素吸入 ・夜間の体位変換，おむつ交換 ・室内の不適切な温度・湿度
	そのほか	・疼痛，瘙痒感などの身体的な不快な刺激 ・身体抑制
刺激の遮断	視覚	・部屋に日光が入らない，部屋が暗い，居室カーテンの閉め切り ・適切な眼鏡がない，あるいは未使用
	聴覚	・聴覚障害に適切に対処されてない，補聴器の未使用
	味覚・体感	・治療に伴う絶飲食 ・義歯がない，あるいは不適合
	そのほか	・日時の見当識を補うもの（時計やカレンダー）が身近にない ・ケア提供者以外の家族や知人との接触の機会が少ない
そのほか	不慣れな環境	・入院や入所，部屋の移動 ・トイレや食事の場所がわからない ・知らない人が多い
	心理的なストレス	・不安や心配が適切に対処されていない ・自力で自由に移動できない，動作に介助が必要 ・ベッド柵や壁で囲まれている ・身体抑制：抑制帯，ミトン，車いすのベルト

表2　せん妄を誘発しにくい環境づくり

①周囲の状況を理解しやすい環境をつくる
・カレンダーや時計などを持参してもらい，すぐに見られるところに置く ・ケア提供者の情報（名札など）がよく見えるようにする ・訪室の回数を増やし，日時・場所・人の情報を日常会話の中でさりげなく伝える ・本人に合った眼鏡，補聴器を使用するようにする ・昼間は居室のカーテンを開けて部屋を明るくする ・病室やトイレの場所がわからないときは入口に印（紙花やリボン）をつけるなど工夫する ・はっきりとわかるようなコミュニケーションを行う ・必要な情報や，処置やケアの際はわかりやすく簡潔にかつていねいに説明する
②過剰な刺激を避ける
・不快な騒音を最小限にし，静かで落ち着ける環境を整える ・夜間の巡回や処置時は，足元灯や低照度の手元灯を使用するようにする ・不必要な処置を避ける（30分おきのバイタルサインのチェック，2時間ごとの体位変換などは本当に必要か考え，代替方法に変更） ・室温・湿度を適切に調整し，臭気に気を配って換気を適切に行う
③良質な睡眠を確保する
・昼間に日光に十分に当たれるように，屋外や窓辺で過ごす時間を設ける ・夜間の体位変換やおむつ交換は対象の状況に合わせて回数を減らすなど工夫を行う ・不安や心配なことはないか傾聴し，思いや気持ちを受け止めるようにする
④安心できる環境をつくる
・ケア提供者をできる限り同じにし，訪室の回数を増やして安心感を持ってもらう ・家族や友人に面会にきてもらいベッドサイドにいてもらうようにする ・馴染みの物（身の回り品，小物など）や家族・ペットの写真などを持参してもらう
⑤生活機能を維持する
・身体抑制，膀胱留置カテーテル，持続点滴が本当に必要かどうかをアセスメントし，できるだけ早期に抜去する ・早期に離床を促す：歩行または関節可動域の自動・他動運動を1日に3回行うようにする ・義歯の使用は本人の希望に合わせてつけ，できるだけ経口摂取を勧める

す．環境要因は，ほかの誘発因子（心理・社会的要因など）とも関連しており，これらの因子を総合的にアセスメントして，予防的に改善していくことが求められます．

● せん妄を誘発しにくい環境づくり

せん妄を誘発しやすい環境要因（表1）を知ったうえで，「周囲の状況を理解しやすい環境」「過剰な刺激の回避」「良質な睡眠の確保」「安心できる環境」「生活機能の維持」といった観点で療養的な環境づくりをしていくことで，せん妄の発症・程度の軽減を図ります（表2）．

● 文献
1) 綿貫成明：せん妄，老年症候群別看護ケア関連図＆ケアプロトコル（金川克子監修），p.168-185，中央法規出版，2008
2) 酒井郁子ほか：高齢者生活リズムを整えるためのケア．高齢者の生活機能再獲得のためのケアプロトコール―連携と協働のために（中島紀惠子，石垣和子監修），p.29-69，日本看護協会出版会，2010
3) Sendelback S, Guthrie P：Evidence-based Practice Guideline：Acute Confusion/Delirium, The University of IOWA Gerontological Nursing Research Center：Research Translation and Dissemination Core, 2009
4) Tullmann D et al：Delirium. Evidence-based Geriatric Nursing Protocols for Best Practice, 4th ed（Capezuti E et al eds.），p.186-199, Springer, 2011

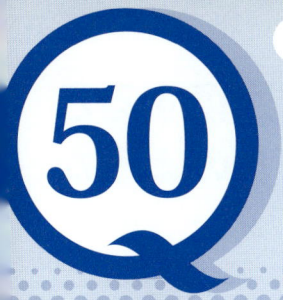

Q50 生活リズムとは何ですか？

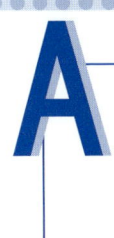

生活リズムと生活機能を維持する

A 生活リズムは，生体リズムに基づき，環境の影響を受けて，睡眠・覚醒，活動・休息，食事・排泄など，生活の各要素が影響し合い，その場や状況に合わせて，一定の周期で短期的・長期的に繰り返している状態をさします[1]．

●生体リズムにより睡眠覚醒リズムが作られている

人間だけでなく生物には地球の公転や自転に合わせた生体リズムとよばれる何種類もの周期的変化があります．たとえばREM睡眠とnon REM睡眠の繰り返しなどの超日リズム（ウルトラディアンリズム），視交叉上核で調節され生体時計といわれる概日リズム（サーカディアンリズム）などです．これらから睡眠覚醒リズムがつくられています．

生体リズムは，光，温度の変化により，人間の体がさまざまなホルモンを分泌することで調節されています．

●生活リズムは究極の個別性

生体リズムを基盤にして，環境からの影響を受けつつ生活の各要素が一定の周期で繰り返されているリズムを生活リズムといいます．生活リズムは，睡眠・覚醒，活動・休息，食事・排泄，着替え・入浴などの「生活の目安」の繰り返しだけでつくられているようにみえますが，そうではありません．生活の目安と目安の間の「過ごし方」によってもつくられています．過ごし方が充実すると生活の目安が規則正しくなりますし，生活の目安のリズムが崩れると，過ごし方が影響されます．食べることに1時間もかかっていると疲れて，食事と食事の間の過ごし方が寝てばかりになる，といったようなことが生じます．この生活リズムは加齢により変化し，多様さを増していきます．

●生活リズムは環境に適応した結果である

生活リズムは，個人のそれまでの生活歴と，生体の特徴が絡まり合って表現されています．その人が環境に適応し続けてきた結果，現在のその人の生活リズムがあるのです．生活リズムをなるべく維持するということは，その人にとって生活を維持することにほかならないということです．

●生活リズムは環境に適応しようとしている状態の表現でもある

生活リズムは環境からの影響を受けて，それに適応しようと変化し続けるものですが，その変化が適応に向かわないと，生活リズムが崩壊し，健康障害を引き起こしてしまうこともあります．一度崩れた生活リズムを取り戻すのには時間を要します．

●文献
1) 酒井郁子ほか：高齢者生活リズムを整えるためのケア．高齢者の生活機能再獲得のためのケアプロトコール—連携と協働のために—（中島紀恵子・石垣和子監修），p.29-69，日本看護協会出版会，2010

生活リズムと生活機能を維持する

Q51 生活リズムと生活機能を維持・回復することは，せん妄患者さんにとってどのような効果があるのですか？

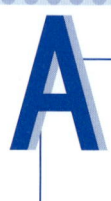

A せん妄は生活リズム障害の結果でもあり原因でもあります．生活リズムと生活機能は相互に影響し合っています．患者さんの生活リズムと生活機能を立て直すことは，せん妄からの回復を促進し，重症化の予防につながります．

●せん妄は生活リズム障害の結果でもあり，原因でもある

入院治療は，多くの患者さんにとって全人的苦痛の伴う非日常的なイベントであり，患者さんの生活リズムが崩れる要因となりえます．睡眠が中断されることが続いたり，苦痛が続いたりすることはせん妄の誘発因子です．すなわち，せん妄は生活リズム障害の結果です．

また，せん妄は，症状として昼夜の逆転，過活動，低活動などを引き起こし，生活リズム障害が形成されていきます．すなわち，せん妄は生活リズム障害の原因にもなります．

●生活リズムと生活機能は相互に影響する

生活リズム障害とは，日常性の維持が困難な状態になることです．生活リズムが崩壊すると，適切な活動と休息ができなくなります．痛みで眠れない，体が痛い，食事が食べられない，せん妄になるという状態はその人を消耗させ過労状態を引き起こします．一方，低活動型せん妄による傾眠，過活動型せん妄に対しての過鎮静あるいは行動抑制は廃用を引き起こします．過労も廃用も長引くことで活動耐性の低下を招き，生活機能を障害し，日常生活動作がむずかしくなります．日常生活動作が困難となれば，生活リズムはますます障害されます．このように，生活機能と生活リズムは相互に影響し合っているのです．

●日常性を維持する，あるいは取り戻す

せん妄という非日常的な状態に陥ることのないように，あるいは早期に離脱できるようにするためには，日常性を維持するという考え方が重要です．なるべく患者さんの睡眠・覚醒，食事・排泄のリズムを維持し，回復させ，日常生活を心地よく送ることができるということを念頭に置いてバランスを取りましょう．起きている時間が患者さんにとって安全，安楽で心地よい状態となるように体調と環境を整えることが重要です．

🙅 やってはいけない

患者さんの不快な状態を長引かせてはいけません．過労状態なのに「夜眠れなくなるから」と車いすに乗せて，勤務室に連れてきて，「起こしておく」というような対応は患者さんにとって不快であるばかりでなく過労状態を増強させます．

生活リズムと生活機能を維持する

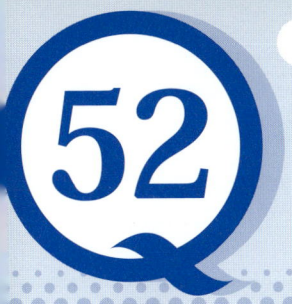

Q52 急性期の病棟で生活リズムを整えるコツはありますか？

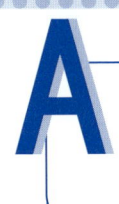

A 生活リズムを整えるためには，その患者さんの生活背景を把握し，できるだけ自宅に近い生活習慣と環境をつくり，治療計画に応じ行動を見守り，寄り添ったケアをしていくことが大切です．

●急性期病院での生活リズム調整のコツ

睡眠覚醒リズムが崩れている患者さんでは，朝日を浴びることができるベッド配置にする，日中は適度に生活音が聞こえる状況におくなど，昼夜を感じやすい環境にし，夜間の点滴時間を調整するなど，夜間の刺激を減らす工夫をすると効果があります．

加えて，患者さんは，入院前の自宅環境から，入院環境におかれることで，生活のリズムが崩れやすいので，病院の業務リズムに合わせるのではなく，患者さんの入院前の生活リズムを少しでも取り戻すことが重要です．

●生活リズムのアセスメント

患者本人や家族から，患者さんが自宅でどのように1日を過ごし活動をしてきたか，どのような役割をもっていたか，大切にしているものや事柄など，入院前の生活リズムについて情報収集します．そして，入院してからの生活リズムをアセスメントし，入院前との違いを確認します．

生活リズムのアセスメントを基に，たとえば，食事の時間を可能な限り自宅での生活リズムに合わせて変更する，入浴の代わりに習慣であった寝る前の足浴や手浴を行う，患者さんが大切にしている物品を療養環境に置くなどによって，生活リズムが改善します．

●原因となる生活リズムの違いを探る

上記のように工夫しながら，評価スケールなどを用いて混乱やせん妄の経過を確認します．少しでも「ちょっと変だな」と感じたりせん妄の症状がみられたりしたときには，どのようなときに症状が出現するのか，自宅での生活リズムとの違いが原因かをアセスメントし，環境調整にフィードバックします．

> **一口メモ　夜間遅くまで起きていて早朝から活動する患者さんへのケアの改善事例**
>
> 「消灯過ぎたのになぜ寝ないのか」「昼夜逆転になってしまい治療ができない」など，看護師の対応に困難感が出てきました．まず個人の生活パターンとしてとらえ，睡眠を強要せず活動を見守る対応と，夜間の点滴や処置は避けることにしました．自宅では布団の生活であったことから，個室に畳を敷き座卓を準備し，障害物となる物は撤去し自室内を自由に活動できるようにしました．照明の工夫，枕や毛布，時計など自宅で身の回りにある物を使用することや，暖かいお茶を飲んだり，入浴の代わりに足浴をするなど，入院前の寝る前の習慣行動を取り入れました．すると，睡眠を強いられる患者さんのストレスも，寝ない患者さんに対する看護師のストレスも軽減し，結果的に睡眠障害はなくなり，治療の継続が可能となりました．

6章　こころがけたい，普段のせん妄予防策

第7章

身体拘束とせん妄ケア

身体拘束とせん妄ケア

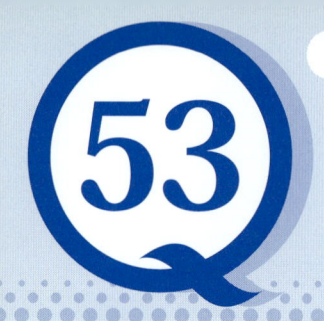

Q53 そもそも身体拘束はどんな人に，何の目的で，どのような手順で行われるのですか？

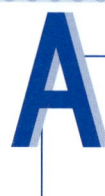

A 身体拘束は，①せん妄による興奮などで，そのままでは安全な治療の継続が困難となった患者さんに対し，②安全な治療の継続を目的として，③まず主治医が患者家族の同意を取り，主治医（休日・夜間の場合は当直医）の判断・指示で行います（一般科病棟の場合）．看護師だけの判断で始めることは避けるべきです．

●前提条件として患者家族の同意を得ておくこと

まず留意すべきことは，<u>一般科病棟（精神科病棟以外の病棟）においては，身体拘束を行ううえでの法的な根拠がない</u>ことです（Q56参照）．このため，一般科病棟で身体拘束を行う場合，治療契約の一環として患者家族の同意を得て進めることが通常です．

また，身体拘束の実際の適応については，厚生労働省の提示した <u>3原則</u> に基づくべきです（Q54参照）．

●実施時にはなるべく家族に連絡を入れる

いかなる状況においても身体拘束をされることは患者家族にとってはあまり印象のよいことでありません．したがって，同意をとっていても家族に連絡がついてから行うことが基本です．

●家族がすぐには来院できない環境の場合

家族が多忙である，遠方であるなど来院できない場合があると思いますので，高齢の患者さんの入院時には，あらかじめ「せん妄が起こる可能性」と「その場合に身体拘束を行う場合があること」を説明し，文章で身体拘束の同意書を作成し，署名・捺印をいただく必要があるでしょう．

一口メモ　身体拘束によるデメリット

- せん妄になる患者さんはおおむね高齢者ですので，身体拘束を行うことによって引き起こされるさまざまな有害事象について考慮すべきです．1つは廃用性萎縮とよばれる身体能力の低下です．拘束されベッド上で過ごすことで筋力の低下は免れません．これにより拘束終了時の転倒などのリスクが高まるばかりでなく，ADLの低下も引き起こされます．さらには，強制的に臥床することにより褥瘡，イレウス，肺炎などの発生リスクが大幅に高まります．バルーンカテーテルを挿入した場合には尿路感染症などが起こる危険性もあります．
- 身体拘束を行うことでせん妄の改善が遅れる場合もあります．
- 家族に対して，このような有害事象の可能性の説明も必要でしょう．このようなリスクがあることから，身体拘束にいたらせないためにも，せん妄予防ケアは重要です．

身体拘束とせん妄ケア

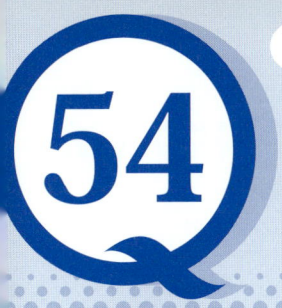

Q54 厚生労働省の介護保険施設における身体拘束3原則とは何ですか？

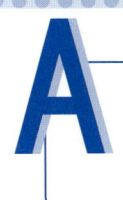

A 厚生労働省は，入所者（利用者）への身体拘束が認められる緊急やむをえない場合とは，「切迫性」「非代替性」「一時性」の3つの要件をすべて満たしているケースに限られるとし，身体拘束3原則とよばれています．

●身体拘束禁止規定
厚生労働省は介護保険指定基準において，身体拘束を禁止しています．

●身体拘束が認められる場合
厚生労働省は身体拘束ゼロ作戦推進会議を組織し，2001年に「身体拘束ゼロへの手引き」[1] を出しました．そこで，介護保険指定基準上，「サービスの提供にあたっては，入所者（利用者）または身体を保護するため緊急やむをえない場合に身体拘束が認められているが，これは，「切迫性」「非代替性」「一時性」の3つの要件を満たし，しかも，それらの要件の確認等の手続きがきわめて慎重に実施されているケースに限られる」としています．

●身体拘束3原則
<u>切迫性</u>とは，「利用者本人または他の利用者等の生命または身体が危険にさらされる可能性が著しく高いこと」です．身体拘束による心身のダメージを十分に考慮し，本人の生命や身体を保護するうえで身体拘束が必要かどうかを確認しなければなりません．

<u>非代替性</u>とは，「身体拘束その他の行動制限を行う以外に代替する介護方法がないこと」をさします．本人の生命と身体を保護するうえでほかに方法がないことを複数の職員で確認することが求められます．

<u>一時性</u>とは，「身体拘束その他の行動制限が一時的なものであること」です．利用者の状態に応じて身体拘束はもっとも短い時間で実施されなければなりません．

●身体拘束3原則を満たす場合に必要となる手続き
身体拘束実施の判断は職員個人で行うのではなく，身体拘束廃止委員会を組織するなどして施設全体として判断することが必要です．利用者本人と家族にもケアの方針と方法，身体拘束の目的，理由，方法，時間帯などを詳細に説明し，理解を得るよう努めます．<u>利用者の状態が身体拘束3原則から外れた場合は，ただちに解除します</u>．

🖐 NO! やってはいけない

「身体拘束の実施を認めないとこの施設へ入所・入院はできない」と利用者や家族と取引したり，「骨折して入院するようなことが起こらないように，縛ってください」と身体拘束の実施を希望する家族に従うことは避けなければなりません．

●文献
1)「身体拘束ゼロ作戦推進会議」マニュアル分科会メンバー：身体拘束ゼロへの手引き，厚生労働省，2001

身体拘束とせん妄ケア

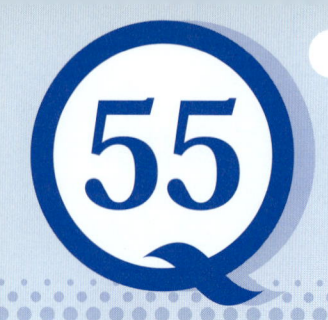

Q55 身体拘束について家族に誰がどう説明したらよいのですか？

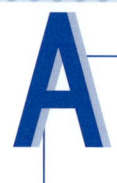

A 身体拘束以外に患者さんを守る方法がない状況であること，どのような状況になれば身体拘束が解除できるか，身体拘束中に行うケアについて，その患者さんの医療とケアに責任をもつ者が本人と家族に説明します．

● 必ず本人・家族に説明する

　事前の了解があったとしても，実際に身体拘束をせざるを得ない状況と判断したときに，改めて，なぜ身体拘束という手段を取るのかを本人と家族に説明します．緊急を要する場面で家族がそばにいない場合は，患者さんの安全を優先し身体拘束を実施しますが，後で必ず家族に説明します．

● 説明方法のポイント

　「身体拘束をしないととても危険だ，命にかかわる」と家族を脅かして説得するのではありません．どのような危険を回避するために身体拘束をしようとしているのか，身体拘束をしないことでどのような危険が生じると考えているかを具体的に話します．一方的に説明するだけではなく，家族から疑問点や要望を出せるように促します．

　また，身体拘束によって生じる可能性のある皮膚損傷や筋力低下，深部静脈血栓症などの危険性についても説明し，それを回避する<u>ケアの実施状況を家族に確認してもらいます</u>．

● 説明時の心構え

　医療者は，自分達が必要と判断した身体拘束について，家族が「承諾しない」という選択をする可能性を考えていないことがあります．しかし，本人の意向を無視した身体拘束は人権に反する行為です．「リスクがあったとしても身体拘束は拒否する」という選択が本人や家族によってなされることを想定しておく必要があります．どのような選択がなされても，その条件の中で本人・家族とともにリスクを引き受け，<u>最善のケア</u>を行います．

🚫 やってはいけない

　入院時や手術前など，"おそらく身体拘束をせざるを得ない状況になる"と予測し，家族に承諾書を書いてもらっていることがあります．たとえ承諾を得ていたとしても，安易に身体拘束を行うことがあってはなりません．予測どおりにならないよう医療やケアを行ってください．

📝 一口メモ　医療とケアに責任をもつ者が説明する理由

　通常，入院患者さんの医療とケアの責任は主治医と看護師長がもちます．患者さんにとってのデメリットが大きい身体拘束という方法を実施するからには，医療チームを代表して責任を負うことを示します．家族や本人が拒否できないよう権威のある人から伝えるということではありません．

身体拘束とせん妄ケア

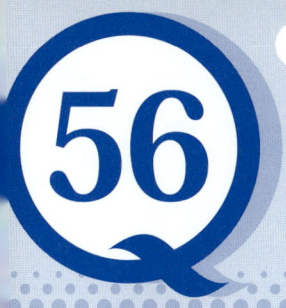

Q56 一般病院での身体拘束には，どのような法律的・倫理的問題があるのですか？

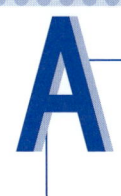

A 一般病院の場合は，身体拘束に関する法律がありません．また，身体拘束は患者さんの身体的な自由を制限する行為であり，人権の侵害にあたりうる倫理的な問題です．

●一般病院での身体拘束は法的根拠がない

精神科病院の場合には，精神保健及び精神障害者福祉に関する法律（通称，精神保健福祉法）の第36条で「精神科病院の管理者は，入院中の者につき，その医療又は保護に欠くことのできない限度において，その行動について必要な制限を行うことができる」として身体拘束が認められていますが，<u>一般病院の場合には，身体拘束を認める法律がありません</u>．

●裁判所の判断とは

身体拘束を行った一般病院に対し，身体拘束を受けた患者さんが違法行為であったと損害賠償を求めた裁判（事件番号：受2029）において，2010年1月26日，最高裁判所は初めて身体拘束についての判断を示しました．

「入院患者の身体を抑制することは，その患者の受傷を防止するなどのために必要やむを得ないと認められる事情がある場合にのみ許容されるべきものである」（判決文より）

この裁判では，看護師らによる抑制行為（身体拘束）が，転倒・転落による重大な傷害を負う危険を避けるための緊急かつやむをえない行為であってとして，違法とはいえないと判断しました．ここからは，「切迫性」「非代替性」「一時性」の<u>身体拘束3原則（Q54参照）にほぼ準拠するかたちであれば例外的に認められる</u>，といえそうです．

●身体拘束は倫理的に問題がある

身体拘束は，患者さんの身体的な自由を制限する行為です．そのこと自体が人権の侵害にあたりうる，大きな倫理的問題といえます．また，身体拘束によって，患者さんの身体機能が徐々に低下し，やがて寝たきりになるおそれがあります．さらに，患者さんが人間としての尊厳を損なわれた精神的ショックから，ときには死期を早めるケースもあります．また，身体拘束をされた患者さんを見ることとなる家族への影響も少なくありません．

> **MEMO 一口メモ　身体拘束に関する看護師の役割**
>
> 患者さんが受ける利益と不利益，倫理的な観点を十分に考えられるのは，常に患者さん・家族のそばにいる看護師です．看護師は，身体拘束によって患者さんのQOLが損なわれる可能性について十分に認識し，必要のない身体拘束を開始・継続しないようにチーム内で協議し，適切な治療ケアを推進していくことも重要な役割です．

身体拘束とせん妄ケア

Q57 せん妄になっている人に身体拘束をすると，どんなことが起こるのですか？

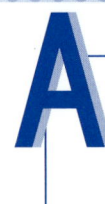

A 多くのせん妄患者さんは，認知機能障害があっても身体拘束を認識しています．そのため，①身体拘束から抜けようと試みて皮膚や粘膜の損傷，窒息や転倒・転落，死亡などの重大事故のリスクが高まります．また，②関節可動域や身体活動を制限し廃用症候群を引き起こすリスクも高まります．

●せん妄時も周囲のできごとや身体拘束されている状況を認識している

せん妄の患者さんは，認知機能の低下で混乱した意識の中でも，周囲のできごとや身体を拘束されている状況を認識しています[1-4]．集中治療を受けた患者さんのインタビュー[2]でも，4割の患者さんは身体拘束された体験を覚えていました．患者さんは，幻覚・妄想と気管挿管がもっともつらい体験で，医療者から「これをしてはいけない」と言われたことを覚えているものの，でも「それをせざるを得なかった」と述べていました[2]．

●せん妄による恐怖の体験が身体拘束による重大事故のリスクとなる

別のせん妄患者さんへのインタビュー[3]では，せん妄体験の多くは恐怖に満ちており，逃亡したい心理が働くことが報告されています．そのため，拘束から抜けようと試みて自身の皮膚や粘膜を傷つけたり，拘束帯が首や胸腹部に絡まって窒息の危険につながる行動をとったり，ベッドを乗り越えようとして転倒・転落したりして，最悪の場合死亡する危険があります[4,5]．実際，身体拘束の影響として，せん妄に限らず一般的な高齢患者さんのデータから，拘束をしない患者さんよりも転倒は 6.7 倍，転倒に伴う重大な受傷は 3.6 倍，転倒による骨折は 4.9 倍，死亡は 11.2 倍，リスクが高まることが報告されています．さらに，身体拘束を減らす取り組みによって，転倒や受傷が有意に増えないなどの研究結果も報告されています[4]．

●身体拘束による廃用症候群のリスク

また，身体拘束されることにより，拘束された患者さんの上肢・下肢の関節可動域が当然制限されますし，身体全体の活動性も低下します．身体拘束により入院期間が長期化し，病院から自宅退院ができず療養施設等に転院となる率は 12.4 倍になると報告されています[5]．さらに，尿・便失禁，身体活動関連の問題，院内感染，褥瘡も発生しやすくなります[5]．このように，身体拘束による廃用症候群のリスクも具体的に示唆されています．

●文献
1) McCurren C, Cronin SN : Delirium : elders tell their stories and guide nursing practice. Medsurg Nurs 12（5）：318-323，2003
2) Minnick A et al : Elderly patients' reports of physical restraint experiences in intensive care units. Am J Crit Care 10（3）：168-171，2001
3) 藤崎郁：不穏者の体験世界と介入の方向性．看護技術 44（11）：39-45，1998
4) Frank C et al : Safety and efficacy of physical restraints for the elderly. Review of the evidence. Can Fam Physician 42：2402-2409，1996
5) Evans D et al : Patient injury and physical restraint devices : A systematic review. J Adv Nurs 41（3）：274-282，2003

身体拘束とせん妄ケア

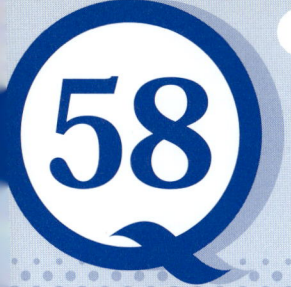

Q58 どういうときに抑制すべきなのか，解除すべきなのかあいまいです．どうしたらよいですか？

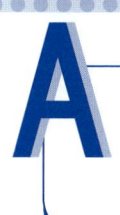

A 患者さんの安全を守るためとは言っても，せん妄による興奮や混乱が激しい場合の抑制は，症状を悪化させることが多く危険です．解除のアセスメントは常に必要で，解除できるようになったらすみやかに解除します．

●抑制はせん妄症状を悪化させる

抑制は，緊急であり（切迫性），ほかに患者さんの安全を守る手段がない場合に（非代替性），一時的に選択（一時性）しますが（身体拘束3原則，Q54参照），せん妄による興奮や混乱などが激しい場合の行動抑制は，その症状を悪化させることが多く，せん妄ケアとはいえません．せん妄に対しては，抑制の前に，まず薬物治療などを試みます．

●どういうときに抑制すべきか

薬物治療などによって症状が落ち着いてきているが，軽度の意識障害があり治療上重要な点滴ラインの確保などについて十分に理解できていないと評価した場合は，原因への対応を行い，ケア方法の選択・環境調整なども検討し，それでも患者さんの生命や身体の安全を守る手段がほかになければ，抑制もやむをえないと判断してよいと考えます（図1）．

●抑制開始時点で解除へのケアが始まる

やむをえない状況と判断し抑制を実施した時点から，抑制解除に向けたケアが始まります．患者さんの病状や治療は変化するので，「切迫性」「非代替性」「一時性」について定期的にアセスメントし，抑制の解除ができるかを観察し記録することが必要です．記録されることによって，抑制に関する情報をチーム内で共有することができます（図2）．

抑制実施中であっても激しい混乱や体動，不穏が落ち着いているようであれば看護師がベッドサイドで見守りながら話しかけたり，点滴を実施している手を握っていたり，家族の協力が得られる時間帯であれば，たとえ短時間であっても抑制を解除できます．抑制は患者さんの安全のためにやむをえず実施しているので，安全が確保できる状況であれば，抑制の解除について常に検討されることが求められます．

```
・脳の器質的変化          原因への対応              ケア方法の検討・選択
・意識障害              ・体動制限の軽減           ・患者さんとの1対1
・激しい体動             ・睡眠の確保              によるケア介入
・せん妄，不穏           ・家族の面会              ・現在の治療方針の見        緊急やむを得
                      ・痛みのコントロール          直し（医師と相談）         ない場合
      ↓ あり            ・わかりやすい声かけ        ・環境調整：音や採光
                      ・会話への参加              の考慮，センサーや          → 抑制
  A 患者背景  B 身体状態   ・不安・ストレスなど         ベッド柵カバーの使
  C 環境    D 治療        の軽減                   用の検討，点滴ルー
                      ・安定剤投与の検討            トの整理，家族の協
  原因は何かを見極める       など                     力など
  （医師とのミーティング）
```

図1　せん妄ケア方法の選択フロー

83

		月 日 ( )			月 日 ( )			月 日 ( )			月 日 ( )		
観察事項		深夜	日勤	準夜	深夜	日勤	準夜	深夜	日勤	準夜	深夜	日勤	準夜
皮膚トラブル													
循環障害													
ゆるみ													
評価 （解除できた時， 患者の反応など）													
継続の評価	切迫性												
	非代替性												
	一時性												
看護師署名													
医師署名													

1. 抑制の理由：
2. 抑制内容　□体幹　□ミトン　□ベルト　□上下肢抑制帯　□その他（　　　　）

図2　抑制観察記録

[聖隷佐倉市民病院看護部：身体拘束（抑制）観察記録より]

もっとくわしく ● ● ● ● ● ●

抑制は例外的に行うもの，代替方法が見出されるまでのやむをえない処置！

- 一般病院における身体拘束について規定した法律はありませんが，身体拘束を認められている精神科病院であっても，身体拘束は一定の要件が満たされた場合のみ，例外的に許容されているにすぎないという原則を認識することが重要です．
- 精神科病院においては，「精神保健及び精神障害者福祉に関する法律」36条1項で，入院中の患者さんに関して，病院の管理者は医療・保護に不可欠な範囲で必要な行動の制限ができると定められている（Q56参照）ものの，同法36条3項によって，身体的拘束などについては，指定医が必要と認める場合でなければ行うことができないとされています．
- さらに，同法37条に基づき厚生労働大臣が定める精神科病院の管理者が遵守しなければならない処遇基準として，「身体的拘束は，制限の程度が強く，また，2次的な身体的障害を生じせしめる可能性もあるため，代替方法が見出されるまでの間のやむをえない処置として行われる行動の制限であり，できる限り早期にほかの方法に切り替えるよう努めなければならないものとする」などともされています．
- 介護保険法に基づく省令「介護老人保健施設の人員，施設及び設備並びに運営に関する基準」では，「身体的拘束等を行う場合には，その態様及び時間，その際の入所者の心身の状況並びに緊急やむをえない理由を記録しなければならない」として，身体拘束に関する記録の義務が規定されています．

身体拘束とせん妄ケア

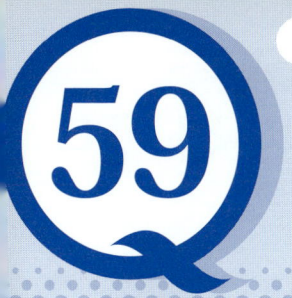

59 急性期病院に入院する高齢者がせん妄を発症した場合に身体拘束は必要ですか？

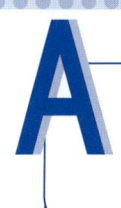

A 高齢者の安全と適切な治療のため，状況により身体拘束が必要になることもあります．ただし，拘束感を取り除くケア，せん妄ケアを行いながら，経過を評価し，安易な身体拘束の継続は避けなければなりません．

●急性期病院に入院する高齢者の特徴

急性期病院に入院する高齢者は，せん妄の直接因子となる生体への侵襲が大きな治療を受けることや，直接因子となる基礎疾患を有している可能性が高いと予測されます．そこで，せん妄を発症する前から，せん妄の予防ケアを実施します．

●基本的なせん妄予防ケアを実施する

高齢者の緊張が和らぐ環境調整，視覚や聴覚などの感覚遮断を少なくする，不安を軽減する，全身状態のバランスを保つ，活動と休息のバランスを保てるようにし夜間の睡眠を確保するなど概日リズムを整える，といったことがあります．

●せん妄を発症した場合

せん妄を発症しているなかでは，患者さんの安全を守ることが最優先となります．そして，適切な治療を安全に受けられることが重要です．そのため，上記のようなせん妄予防ケアを確実に提供したうえでもなお，せん妄が発症し，安全が守れない状況であると判断した場合には，身体拘束の実施が必要になることもあります．

ただし，安易に身体拘束を実施するのではなく，発症前から行っているせん妄予防ケアの継続，拘束感を取り除くケアを行い，身体拘束の期間や身体拘束部位，使用する用具を検討・評価しながら，高齢者が感じる拘束感を最小限にしなければなりません．

●安易に身体拘束を継続しない

たとえ身体拘束が必要と判断され実施した場合でも，その後の経過を評価せずに，安易に身体拘束を継続してはいけません．常に，どうしたら身体拘束を取り除けるかという意識をもってケアを行うことが重要です．

たとえば，身体拘束の最中でも，早期離床，ライン類の整理や早期抜去，見守り安全が確保された状況下での拘束の解除，マッサージなどの快い刺激を与えリラックスできるようなかかわりをもつことで，不安や緊張を軽減するとともに，チューブの挿入箇所など気になるところへの意識が薄らぐことがあります．これにより，身体拘束の解除や実施時間の短縮が可能となるでしょう．

●文献
1) 一瀬邦弘，太田喜久子，堀川直史 監修：せん妄—すぐに見つけて！ すぐに対応！ p.83-86, 照林社, 2002

身体拘束とせん妄ケア

Q60 急性期病院で身体拘束を行わないということが可能ですか？

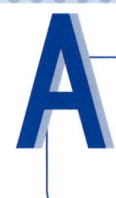

A 身体拘束は，患者さんの安全を守りたいという医療者の思いから行われます．身体拘束をせずに安全を守るにはどうしたらよいかを医療チームが一丸となって考え取り組むことで，身体拘束を減らすことができます．

●せん妄を発症した患者さんへの身体拘束を減らすポイント

＜患者さんが安心し心地よくいられること＞，＜患者さんの見守り体制を整えること＞，そして，＜この2つに向けて医療チームが一丸となって取り組むこと＞です．

●患者さんが安心し心地よくいられること

①**病気や治療に伴う苦痛の軽減**：急性期では身体的安楽がとても重要です．以下の点を多職種で検討し，治療とケアを調整します．このとき，看護チームには，病態と治療，薬剤に対する基本的な知識，そして優れた身体ケアスキルが求められます．
- 適切に鎮静薬が使用され除痛できているか
- 苦痛緩和，安楽促進のための身体ケアは行われているか
- 必要最小限の処置や行動制限は何か

②**患者さんの望みに沿ったケアの提供**：混乱している患者さんの気持ちや意思を理解しようとする姿勢がせん妄症状の安定化につながります．以下の点が重要です．
- 理解できない言動を不快，不安，いらだち，怒りの表現としてとらえる
- 患者さんの望みに関心を向ける
- 表情の和み，言動の落ち着きがみられたときの効果的なかかわりをチームで共有し，継続して行う

●患者さんの見守り体制を整える

重症者と同様に，「見守り」というケアの必要度が高い患者さんにも手厚い看護体制を整えます．推進には，多職種協働と看護管理者のリーダーシップがとても重要です．

①**看護職員数の確保**：見守りには人手が必要です．せん妄発症頻度が高い病棟の看護師・看護補助者配置を厚くする，他部署からの応援体制を整える，せん妄の発症を予測して手厚い勤務体制を組むなどの方法があります．

②**チーム全体でケアする体制**：チーム全体で助け合ってケアすることで，身体拘束を最小限に，あるいは行わずに対応することができます．たとえば以下のようなことが大切です．
- クラークや看護補助者を含む全員が患者さんの所在や行動を気にかけ，伝え合います．
- 担当看護師が患者さんにできるだけかかわれるように，受け持ち患者数や業務量を調整します．
- 患者さんから離れられないときにフォローを依頼できる体制や雰囲気をつくります．

③**集中的せん妄ケア提供体制**：せん妄ケアを要する患者さんを集め，集中的に専門的なケアを提供するしくみが効果的な場合もあります．

第8章

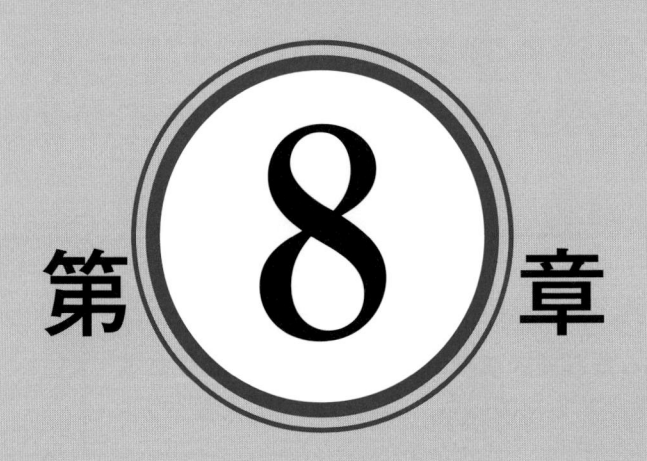

せん妄ケアで安全を確認するために

患者安全からみたせん妄ケア

Q61 患者安全に向けた病院全体の取り組みとせん妄ケアはどのように関連していますか？

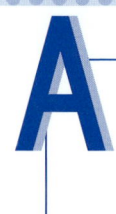

A せん妄の発症は，転倒・転落，チューブやライン類の計画外抜去といったインシデント，自傷・他害といった警鐘的事例につながることがあります．これらを防止し，患者安全を保証するためにも，病院全体でせん妄ケアに取り組むことが求められます．

●せん妄の発症は患者安全を脅かす

とくに過活動型せん妄患者さんでは，興奮や錯乱などにより，転倒・転落，チューブやライン類の計画外抜去の危険性があります．また徘徊による行方不明，徘徊中の転倒・転落による傷害・障害，なかには屋上などから転落し死亡する場合もあります．さらに，自傷行為だけでなく，ほかの患者さん・家族・職員に暴力を奮うような他害行為を引き起こすこともあります．

●せん妄が関連するインシデントや警鐘的事例の発生状況を把握し分析する

患者安全を保証するための方策として，せん妄が関連している**インシデント**（重大事故にいたるおそれのあった事態）や**警鐘的事例**（警鐘的な意義が大きい事例）の院内の発生状況を把握し，発生要因の分析に基づいて，対策を講じます（表1）．

せん妄ケアが不十分でせん妄の予防や早期発見・対処につながっていないのであれば，改善に取り組む必要があります．

表1　せん妄が原因となったインシデント事例

■入院中の高齢患者さんが，血液透析を実施して病棟に戻った後の深夜帯に，内頸静脈に留置していたブラッドアクセス用のチューブを自己抜去し，出血多量により死亡 【事故の要因】 ①認知症のスクリーニング検査を行っておらず，認知症とせん妄を鑑別できていなかった． ②生命の危険に直結するようなチューブなどを装着した高齢患者さんのケアになれたスタッフが少なく，患者さんの安全確保の必要性から身体拘束を実施することに迷いがあった． ③認知症による周辺症状としての異常行動や高齢患者さんのせん妄への対応について，看護職以外に協力を依頼することの発想に乏しかった．

［日本医療機能評価機構：【事例】『高齢患者が透析用のブラッドアクセスチューブを自己抜去して死亡した事例』．患者安全推進ジャーナル **26**：4-6, 2011 より引用］

NO! やってはいけない

インシデントや警鐘的事例が発生したときに，当事者を決して責めてはいけません．また，当事者のチーム全体の責任として片付けてもいけません．重要なことはどのように防げるかを検討し，その対策を実践することです．

患者安全からみたせん妄ケア

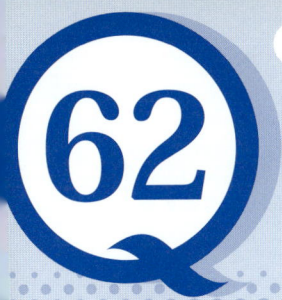

Q62 せん妄になりかけている人の転倒を予防したい……効果的な方法はありますか？

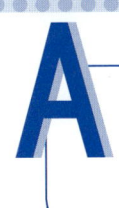

A 人は欲求に従って動こうとします．せん妄になりかけている人では周囲に注意して動く・身体感覚を十分使って動くことがむずかしく，転倒が起こります．よって，生じる欲求を予測して先に満たすよう援助します．

●転倒が起こりやすい理由

せん妄の状態や，せん妄になりやすい状態では，転倒が起こることを常に想定しておく必要があります．なぜ転倒が起こりやすいかというと，そのような状態にある患者さんの動きには「周囲に注意を払いながら気を付けて動くことができない」「自分の身体に注意を払いながら行動することができない」「自分がどのように行動することが適切かを判断できない」「欲求が生じると即座に動く」という特徴があるからです．

●欲求を予測し，先に満たす援助

せん妄になりやすい状態の患者さんが動こうとするのは，「痛み，不快，不安などから逃れたい」「排泄のためトイレに行きたい」「喉が渇いたので飲み物を探したい」などの欲求があるからです．そのため，患者さんはどのような欲求をもちやすい状況であるかを看護師が予測し，先にその欲求を満たす援助（表1）を行い，患者さんが安心してその場にいられる状態をつくり出します．これはせん妄の発症や悪化の予防策と同じです．

●離床センサーの活用

とはいえ，患者さんの欲求をすべて予測することはできないため，動きをとらえてナースコールが鳴る離床センサーが用いられます．離床センサーにはいくつかのタイプがあります（表2）が，せん妄の患者さんの動きは予想以上に速いため，動き始めをとらえることができるタイプのものを用います．患者さんの動き方や，ナースコールが鳴ってから看護師が患者さんのそばまで行くのにかかる時間などによって，使用する機器を選択・工夫する必要があります．いずれにしても，離床センサーの使用とその理由について，患者さんと家族に説明し了解を得ておきます．

●万がーの転倒に備え環境を整える

万が一転倒した場合に外傷などの影響が少なくなるように，患者さんがどのように動くかを予測して，危険の少ない環境になるよう調整しておくとよいでしょう（表3）．

🙅 NO! やってはいけない

離床センサーのナースコールが鳴ったとき，行動を制止するために患者さんのところに行くのではありません．離床センサーのコールが鳴ったら，欲求を満たす援助のために行くことを忘れないでください．

8章 せん妄ケアで安全を確認するために

表1 患者さんの欲求の予測と援助の例

予測	援助の例
しばらく排尿がないから，そろそろ排尿したいのではないか	・（患者さんからの要求がなくても）トイレへ誘導する
不安や恐怖を感じているような表情だ	・そばで穏やかに声をかける ・手や肩に触れ，そばに人がいることを知らせる
ずっと同じ姿勢なので，身体が痛いのではないか	・体位変換をする ・他動運動や軽いマッサージをする
口呼吸が続いているが，口の中が乾いて不快ではないか	・許可が出ていれば飲み物が飲めるよう介助する ・許可がなければ含嗽ができるように促す ・含嗽が危険な場合は口腔内の清拭をする

表2 離床センサーの種類

センサーの種類	特徴
シーツの下にマットタイプのセンサーを取りつけるもの（ベッドセンサー）	患者さんの身体がそのマットから離れると，即座にナースコールが鳴ります
床に敷くマット式のもの	足が床に着いたところでナースコールが鳴ります．転倒予防には不向きです
ベッド柵に巻きつけるもの	握ることでナースコールが鳴ります
赤外線やひもを用いるもの	赤外線をさえぎる，ひもを外す動作でナースコールが鳴ります

表3 患者さんが動きだした場合に危険が少ない環境にする工夫例

・ベッドの高さをもっとも低くしておく
・ベッド柵を3点にする（1つ空けておき，柵を乗り越え転落するのを防ぐ）
・点滴やドレーンなどのライン類は，動いて降りようとする方の足元にまとめておく（動き出したときにライン類に引っぱられないで動くことができるようにしておく）
・カーテン類やオーバーテーブルはつかまることのできない位置にしておく
・すべりやすいマット類は置かない
・見えるところに履物を置かない（履物を取る，履く動作でバランスを崩しやすい）

一口メモ 離床センサーの調整

　ベッドセンサーを肩の下の位置に取り付け，センサーの感度をもっとも高くすると，ちょっとした動作でもナースコールが鳴ってしまいます．そのため，転倒を起こすほどの動作でない場合に何度も患者さんのそばに行かなくてはならなくなります．患者さんも「なぜたびたび看護師がやってくるのか」と疑問に思ったり，かえって眠れなくなったりするかもしれません．看護師も「また鳴った」と思って，患者さんのそばに行くスピードが遅くなるかもしれません．そうすると，本当に転倒を起こすほどの動作のときにそばに行っていなかった，ということになりかねません．身体のどの位置にセンサーを取りつけるのか，感度はどのレベルにするのかなど，患者さんの動き方や速さによって調整します．

鎮静の判断と実際

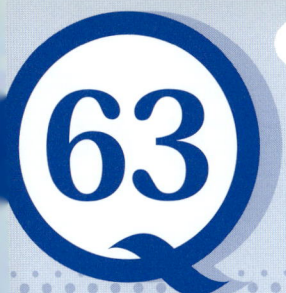

Q63 鎮静に関する基本的な考え方がわかりません．医師によっても微妙に違います．原則は何ですか？

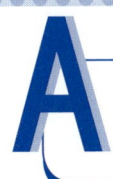

A せん妄に対する鎮静は薬物的行動制限の側面があると考え，その適応は精神保健福祉法の隔離・拘束の要件に準じて慎重に判断する必要があります．

●せん妄に対する鎮静の正当性

日本緩和医療学会の「苦痛緩和のための鎮静に関するガイドライン」によれば，鎮静とは，「苦痛緩和を目的として患者さんの意識を低下させる薬物を投与すること」と定義されています．せん妄治療のための鎮静はこれとは目的を異にしていますが，薬物を用いて患者さんの精神活動を低下させるという点は同じです．<u>患者さんにとっての有益性が危険性を上回るとき医療行為として正当化される「リスク－ベネフィット評価」の一般原則はここでも通用します</u>．せん妄に対する薬物的鎮静は，習熟した医療者により，手順に則って行う限りは，生命の危険に直結することはまれといえます．

●せん妄に対する鎮静の適応

鎮静の具体的な適応については，それを薬物的行動制限と考えれば，従来から精神保健福祉法にある隔離・拘束といった物理的行動制限の要件に準じて決定することができるでしょう．すなわち，法が挙げている隔離に該当する要件は，ほかの患者さんとの人間関係を損なう恐れ，自傷・自殺行為の切迫，暴力・迷惑行為，器物破損，精神運動興奮，身体的検査・処置の必要性などとなっています．けれども，これらは，いわゆる「自傷他害」を予防するという視点が中心です．

●鎮静にもっと積極的な治療的意義は求められないのか

「悲しいから泣くのではなく，泣くから悲しい」という心理学の名言が知られていて，この身体～情動を認知～感情に対して優位におく考え方は，現代の脳神経科学にも継承されています．身体と感情どちらが先かという学問的議論はおくとしても，泣いているうちにどんどん悲しみが強まる，騒いでいるうちに怒りの感情がエスカレートするという事象は誰しも経験するところです．してみると，一時的な薬物的鎮静は，情動行為そのものが感情的逸脱を増幅させる原因になるという悪循環を断ち切る目的を含んでいるといってよいのかもしれません．他方，そのような医学生理学的な意味を仮定しておくことは，治療者が鎮静を行うに際し，目の前の患者さんにどんな医療を提供するのかを迅速に判断・実施するうえでの助けになるかもしれません．

●入院時のインフォームド・コンセントが必要

今後，精神科領域で鎮静に関するガイドラインがつくられたとしても，個々の患者さん，事例への適応に関しては，薬物療法と薬物的行動制限という両面をふまえたうえで，直接鎮静にあたる医師が，入院時にあらかじめ十分に説明・同意を得ておく必要があります．

●文献
1) 日本緩和医療学会編：苦痛緩和のための鎮静に関するガイドライン2010年版，金原出版，2010
2) アントニオ・R・ダマシオ：デカルトの誤り―情動，理性，人間の脳（田中三彦訳），ちくま学芸文庫，2010

暴力から身を守る

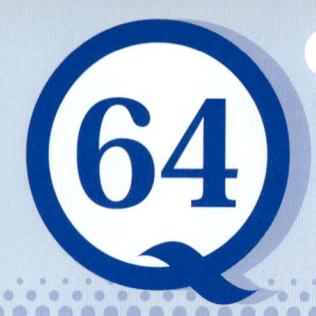

Q64 患者さんが暴れ自分の身の危険を感じたとき，どうすればよいですか？

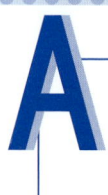

A 暴力発生時の原則は，すみやかに患者さんから離れ，逃げることです．暴力を受けそうなときには安全な技術を用いて回避します．日ごろから，患者さんと職員に潜む暴力の危険を予測し，チーム行動を確認し，防止に努めましょう．

●危険を予測する

せん妄以外にも，脳挫傷，脳出血後遺症，統合失調症，器質性精神障害，薬物中毒，認知症など，患者さん側の要因で暴力は発生します．痛み，不眠，ストレス，身体抑制など，暴力を誘発させる要因はほかにも多くあります．これらの要因から危険を予測し，暴力発生時の対応をあらかじめ決めておきます．

●暴力発生時の原則と対応

暴力発生時の原則は，すみやかに患者さんから離れ，逃げることが基本です．暴力を受けそうになったときの対応（防御）方法がありますので，事前にトレーニングなどで身につけておくことも重要です（表1）．

●暴力発生の防止策

暴力の内容や発生パターンが決まっている患者さんもいます．患者さんの表情を見て状態のいい時間帯を選んで短時間に処置やケアを行い，暴力を防いだ成功事例があります．

患者さんは環境要因に影響を受けやすく，刺激を避け環境を改善していくことで暴力行為が減ることもあります．攻撃し続けるわけではないので，注意が変わりやすいことを利用し患者さんの興味・関心をひくことや，攻撃してこないかかわり方を見つけていきます．

表1　暴力発生時の対応

- 殴られないように，顔などを守り，手や物（ファイル・バインダーなど）で防御します．眼窩底骨折，前歯の脱臼・破折など，職員が防御できなかった場合，被害が甚大です．患者さんの行動をエスカレートさせることがあるため，手などをつかむことはしません．
- 首を絞める，つねる，引っ掻くなどの暴力行為に対する回避技術があります．これらの暴力の発生頻度が高い部署では，トレーニングを受けることをお勧めします．

🚫 やってはいけない

- 暴れている患者さんを急に抑える行為は，暴力発生の危険を高めます．
- 首を絞められた場合は，逃げようともがくことでかえって強い力で絞められ，自分の力も加わることで，気道閉塞につながります．
- 暴れる患者さんをうつ伏せで抑えると，横隔膜の機能を妨げ呼吸が制限されるため窒息の危険が高く，肥満，心臓病，肺気腫などが重なった場合は，とくに注意が必要です．

もっとくわしく

暴力対応のトレーニングを受けることのメリット

- 暴力発生の危険をアセスメントし，適切な技術を習得して初めて，患者さんと自分自身の安全を守ることができるのです．職員向けに，暴力の危険予知訓練（KYT）[1]や暴力防止プログラム[2]が開発されています．なお，KYTは，Kiken（危険），Yochi（予知），Training（トレーニング）の頭文字をとったものです．
- 暴力の危険予知訓練（KYT）では，危険要因を想定し（Step1），重大な危険要因を絞り込み（Step2），具体策を挙げ（Step3），チーム行動の目標を設定します（Step4）．自分たちが暴力を受けないより安全な方法をチームで選択し，確認してください．
- 暴力防止プログラムは，個人の回避技術にとどまらず，チーム介入技術や，ロールプレイなどが含まれており，実践的な内容となっています．
- これらのトレーニングを受けることで，①冷静に対応する，②不適切な行動を防ぐ，③被害を最小に抑えることが可能となります．

患者さんの安全も守らなければならない

- 患者さんが暴れる一方で，患者さん自身に転倒事故などの危険がある場合は，逃げることだけでは患者さんの安全を守ることができません．
- 暴力発生時は複数の職員で対応することが原則であるため，応援が来るまで，逃げずに患者さんとの適切な距離を保つこと，殴られにくい・蹴られにくい安全な位置にポジションを取ることが必要です．患者さんを興奮させない応援の呼び方を日頃から決めておきましょう．
- たとえば，体格差のある患者さんの転倒事故防止に1人で対応するのは危険です．患者さんを両サイドで支えることで，転倒事故防止につながります．転倒事故防止策についても，日ごろから検討しておきましょう．

● 文献
1) 三木明子，友田尋子：看護職が体験する患者からの暴力，p.184-193，日本看護協会出版会，2010
2) 三木明子，小日山千絵：病院職員と看護学生のための暴力防止プログラムの有用性の検討．日本看護学会論文集 精神看護 38：18-20，2007

ent
第9章

チームとして
せん妄ケアに
取り組もう

せん妄に強い組織をつくる

Q65 多職種チームにおけるせん妄ケアにはどんな効果がありますか？

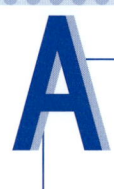

A 包括的で系統的なチーム・アプローチにより，せん妄の予防，早期発見，適切な治療・全身管理を行うことができ，せん妄の発症率と重症度の低下，発症期間の短縮，看護師のせん妄ケア困難感の緩和が報告されています．

●多職種チームによるせん妄ケアの効果

せん妄の予防や回復を目指し，複数の職種で連携して治療・ケアを提供すると，せん妄の発症率を下げたり，重症度を軽くしたり，せん妄の発症期間を短縮したりすることができます．実際に，複数の介入研究の結果[1,2]によると，多職種の連携，スタッフの教育などの効果の高いことが報告されています（表1）．その理由は，①せん妄を放置せずに早期に的確に発見できること，②適切な治療や全身管理などの次のステップへのアクションに結び付けられること，の2点です[3,4]．

また，多職種チームの連携がよい病院の看護師は，効果が高いと思われる一歩踏み込んだケア（表2）を行うことができるようになっていました[5]．そして，医師・看護師などの職務責任範囲が明確で，看護師個人だけでなく病院内・病棟内での学習機会が多い傾向もみられました[5]．それによって，多くの看護師が抱くせん妄ケアの困難感が緩和される可能性も高いことが示唆されています[5]．

●チームによるせん妄ケアのしくみづくり

せん妄を早期に発見し対処するための準備をするには，多職種チームが先を読みながら積極的かつ系統的に協働できるしくみをつくることが重要です．

①術後の疼痛管理について，確実に疼痛緩和が図れるような予測処方・指示を医師に依頼しておきましょう．

②術後の「不穏時」の鎮静や「不眠時」について，副作用やリスクを勘案しながらも一定の範囲で与薬できるよう，予測処方・指示を医師に依頼しておきましょう．

③せん妄の発症が懸念されるケースでは，精神科コンサルテーションを積極的に受けておくように主治医に働きかけましょう．

●多職種への教育介入の効果

米国のある病院の一般病棟において，せん

表1　チームによるせん妄ケア提供方法[1,2]
- せん妄を早期にアセスメントするための評価尺度（アセスメントツール）を導入する
- 包括的な高齢者アセスメントを行う
- リエゾンチームと連携する
- 栄養管理や運動療法を併用する
- 薬剤を調整する
- 個別化された患者ケアを提供する
- 看護方式を調整する
- スタッフに教育する

表2　より効果が高い患者ケア[5]
- せん妄アセスメントツールを用いて発症の有無や発症後の経過を把握する
- 医療チームでカンファレンスを行う
- 離床センサーマットやモニターカメラで監視する
- 水分摂取を促す
- 挿入されている点滴やチューブ類を必要最小限にする
- 行う処置をていねいに説明し患者さんが自分の状況をつかめるようにする

妄の高齢患者さんを早期にアセスメントして多職種で対応できるよう，スタッフへの教育介入を行った研究[2]があります．この研究では，介入を行った病棟（介入群）と，介入せず従来通りのケアを行った対照病棟（非介入群）を比較しました（非ランダム化比較対照試験）．介入の内容は，①せん妄の早期発見と系統的な観察のための評価尺度を用いること，②この尺度の得点が低下したら多職種チームにコンサルテーションを行うこと，そして③せん妄発症の関連因子を特定するアルゴリズムを導入したことです．その結果は表3のとおりです．多職種アプローチが効果的に改善することにより，せん妄の発症率を低くし，たとえ発症したとしてもその期間を短くできるという効果が示されました．

● スタッフ教育と看護方式の変更の効果

米国で70歳以上の内科入院患者400名を対象とした介入による比較研究（非ランダム化比較対照試験）[6]があります．介入として，①認知症とせん妄の基礎知識についての教育，②せん妄のアセスメントと治療および患者対応の技術に関する看護スタッフ教育（計2日間），③看護方式の変更（業務割り当てから個別ケアへ），④月1回のスーパーバイズなどを行いました．その結果，従来のケアと比べて，入院後7日目まで発症し続けたせん妄患者さんの割合や発症日数，入院日数，せん妄患者さんの入院中死亡率を有意に少なくする効果がありました（表4）．

表3 多職種への教育介入によるせん妄発症状況への効果[2]

項目	介入群		対照群	
	教育介入前	教育介入後	教育介入前	教育介入後
せん妄発症率 （発症患者/全患者）	26% (29/113)	15% (29/192)	35% (17/49)	28% (19/69)
3日間以上の せん妄発症率	65%	34%	41%	89%
最長発症期間	15日	3日	6日	15日
せん妄重症度	―	介入前より低下	―	介入前と変わらず

（入院患者数423名，そのうちせん妄発症患者数94名）

表4 看護職への教育介入による効果[6]

項目		介入群	対照群
入院後7日目まで発症し続けたせん妄患者さんの割合 （該当患者数/せん妄全患者数）		30% (19/63)	60% (37/62)
平均入院日数	全患者さん	9.4日	13.4日
	せん妄患者さん	10.8日	20.5日
せん妄患者さんの入院中死亡率 （該当患者数/せん妄全患者数）		3% (2/63)	15% (9/62)

（対象：70歳以上の内科入院患者400名）

● 文献

1) 菅原峰子：高齢患者のせん妄への看護介入に関する文献検討．日本老年看護学会誌 16（1）：94-103, 2011
2) Finch-Guthrie PL：Comparison of interdisciplinary care teams using a structured versus unstructured process for managing acute confusion in hospitalized elders. Minneapolis, Minn：School of Nursing, University of Minnesota. UMI Number 9944359：ProQuest, Ann Arbor, MI, USA, 1999
3) Rapp CG et al：Acute confusion/delirium protocol. J Gerontol Nurs 27（4）：21-33, 2001
4) 米国精神医学会原著・日本精神神経学会訳：せん妄治療ガイドライン，医学書院，2000
5) 吉田千文，酒井郁子，綿貫成明：保健医療施設におけるせん妄ケアと看護師の体験する困難―せん妄ケアシステム整備状況との関連．看護管理 37：187-189, 2006
6) Lundström M et al：A multifactorial intervention program reduces the duration of delirium, length of hospitalization, and mortality in delirious patients. J Am Geriatr Soc 53（4）：622-628, 2005

Q66 せん妄に強い組織をつくる
せん妄ケアを提供するためのチームにはどのようなものがありますか？ また，どのようにつくったらよいですか？

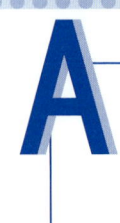

A せん妄ケアに携わるチームは，患者さんへの直接的な治療・ケアの責任と管理の範囲により，直接ケアチームとリソースチーム，マネジメントチームの3種類があります．これらのチームがうまく機能するためには，チーム間で目標と目的を共有することが必要です．

●チームに備わっている要素
チームであるためには，メンバー間の協力と相互依存関係があること，各メンバーに果たすべき役割があること，メンバーとメンバー外の境界が鮮明で誰がチームのメンバーであるか明らかであること，達成すべき明確な目標と活動の目的があることが必要です．

●チームビルディング
チーム目標を達成するためには，メンバーがそれぞれの役割を主体的に果たしつつ，助け合うことが求められます．このような活性化されたチームをつくることをチームビルディングといいます．メンバー間のコミュニケーションのための環境調整と努力，各メンバーの役割の明確化，グランドルール（会議の運営上のルール）など活動枠組みの共有などを意識的に行います．そしてチームとして混乱や対立をともに乗り越えたり，喜びや達成感を共有したりすることで，凝集性が高まり，成熟したチームとなっていくのです．

●チームの種類は3つ
直接ケアチームはせん妄発見，対応，予防を実際に行う看護師を中心とし，担当医や病棟薬剤師が参加します．病棟などの部署単位で患者さんの治療ケアに責任をもちます．

さらに，精神科リエゾンチームのように，スペシャリストを集め，せん妄ケアに関するコンサルテーションや患者さんへの緊急介入を行うリソースチームがあります．病院によってはせん妄ケアに特化したリソースチームの場合もあるでしょう．

また，マネジメントチームは教育や管理面での役割を担います．このチームが機能すると，せん妄ケアに関連した職員教育，せん妄のデータの蓄積と分析が行われ，せん妄ケアに関する組織的意思決定を迅速に効果的に行えます．教育担当者，医療安全部門，経営部門などが中心となってチームをつくります．

これらのチームがチーム間で情報を共有し，連携することでせん妄ケアの質を向上することができるでしょう．

MEMO 一口メモ チームリーダーを担う人とは
チームリーダーは職能や職位とは別です．せん妄ケアに知識と経験があり，熱意と人望のある人がメンバーに認められてリーダーとして機能します．

●文献
1) Salas E et al : Toward an understanding of team performance and training. Teams : their training and performance（Sweeney RW, Salas E eds），Ablex publishing, 1992
2) 山口裕幸編：コンピテンシーとチーム・マネジメントの心理学，朝倉書店，2009
3) 山口裕幸著：チームワークの心理学―より良い集団作りをめざして，サイエンス社，2008

せん妄に強い組織をつくる

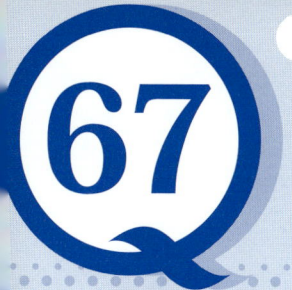

Q67 せん妄ケアでは医師の治療方針と看護方針の調整がむずかしいことが多いのですが、それはなぜですか？　またどうしたらよいですか？

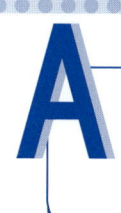

A 意見の対立はコミュニケーションエラーと価値観・信念の対立で生じます．コミュニケーションエラーは成熟した対応を身につけることで回避できます．価値観・信念の対立は互いに合意を作っていく対話が不可欠です．

●治療方針と看護方針が対立する原因

1人の患者さんの治療方針と看護方針が対立する原因には2種類あります．単純なコミュニケーションエラーがあるときと，それぞれの方針を決定づけている職種の価値観と信念が対立しているときです．まずはどちらが原因なのか，あるいはその両方が絡んでいるのか，見極めることが必要です．

●コミュニケーションエラーを防ぐ

コミュニケーションエラーによって対立が生じるのは，相手への理解不足，双方の尊敬のない言動，思い込みなどが原因です．また相手への誤った認識，感情的な認識は，疲労や緊張，焦りからも生じます．自身の体調をいい状態に維持し，知識とスキルを磨き自信をもちましょう．そのうえで，同僚への連絡，相談，報告はシンプルにわかりやすく率直に結論から述べましょう．感情的にならず成熟したコミュニケーションスキルとマナーを身につけることで，本質的でない対立を防ぐことができます．

●価値観と信念の対立は，共有できる価値を見出す

価値観や信念は，その人の言動や判断，方針の表明として表現されます．

たとえば，ある医師は「出血のリスクを回避したいから術後の安静は厳しく遵守してもらいたい」といい，ある看護師はそのオーダーに対して「安静を強いると身体拘束の連鎖が起きるから，結局患者さんの安静は保てない」と対立を感じることがあります．この医師の方針の根底には「創部の安静がもっとも大切だ」という価値観があり，看護師の方針の根底には「患者さんの安楽がもっとも大切だ」という価値観があります．互いに対話の前提がずれていることに気づかず，方針の検討を行おうとすることで，看護師は医師に対立を感じ，医師は看護師から賛同を得られないことで次第にいらだっていきます．

このように，患者さんへの治療・ケア計画が対立した時，互いに相手の価値や信念を修正しようとするとますます対立が激化します．相手の価値や信念は尊重しつつも，そのうえで共有できる価値を探す努力が，患者さん志向の治療・ケアを目指す（目的・目標の共有）ということになるでしょう．そのためには，互いの自己開示と尊敬が基盤となります．

●文献
1）米崎真一：プロジェクトにおける対立のマネジメント：チーム内の対立マネジメントのコミュニケーションマネジメントへの応用．プロジェクトマネジメント学会誌 **7**（1）：26-31, 2005

せん妄に強い組織をつくる

Q68 慣習的な治療や処方が病棟からなくなりません……どうすればよいですか？

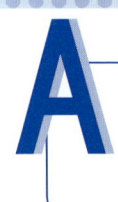

A 病棟で脈々と受け継がれてきた慣習に終止符を打つには，最新のエビデンスやデータを活用してケアを改善していくことです．そのためには，せん妄ケアに強い看護師の存在が不可欠です．

●その処方の根拠はいったい……

『患者のAさんが行動に落ち着きがなく，眠れないって言っているんだね．呼吸状態もあまりよくないし…うーんまずレンドルミンを1錠飲ませて，それでもだめならアタラックスPを25 mg使おう』．薬剤投与後もAさんはまったく眠れず，幻覚も見えはじめ，看護師が少し目を離した隙に点滴のラインを抜いてしまいました．

こんな事例を経験したことはありませんか？ ベンゾジアゼピン系睡眠薬やヒドロキシジンでせん妄が誘発される可能性を医師が知識としてもっているかどうかも重要ですが，当直医が，患者さんの全身状態や治療の経過を十分に把握しないまま，何とか今夜を乗り切ろうというあいまいな指示がなされる場合，どうしたらよいのでしょう．

●状況を変える4つの実践

このような状況に変化をもたらすためには，次の4つを実践してみましょう．

①看護師が介入できる，せん妄の誘発因子へのアプローチをはじめる

眠れない原因が何なのか，正確にアセスメントする必要があります．大抵の場合は，なんらかの苦痛が存在しているため，不眠や落ち着きのなさの直接的な要因や環境要因を取り除くところからはじめます．

②落ち着きがなくなるまでの全身状態の経過を看護師の判断を含めて整理して伝える

すでにせん妄ハイリスク患者さんとして認識されていれば，せん妄スクリーニングツールなどを使って，患者さんの状態の変化を数値化して医師に示すのも効果的です．症状が激しく，身体損傷のリスクや全身状態の悪化が予測される場合は，医師にも患者さんの訴えや状況を直接確認してもらうために，一緒にベッドサイドに行ってみてもらい，情報を共有することも必要です．

③今回の指示の目的と，指示実行後の観察の視点と報告のタイミングを共有する

鎮静薬を使用した後，△分置きに様子をみる，こういう状態になったら連絡するという医師にとっての安心材料をつくることが重要です．また，本来の治療計画にせん妄ケアが有効に働くよう，薬剤による鎮静の目標を確認しておきましょう．

④結果を医師にフィードバックする

翌朝，夜間の状態を医師と共有し，治療効果の評価を蓄積して，その病棟のデータにしていきましょう．医師だけに判断を委ねるのではなく，看護師，薬剤師も患者さんの状態や効果などに関して責任ある判断を行い，コミュニケーションを取りながらチームとしての成功体験を重ねてせん妄ケアの文化を醸成していくことが重要です．

●文献
1）一瀬邦宏ほか：高齢者のせん妄の特徴と診断．老年精神医学雑誌 17（6）：595-604，2006

せん妄に強い組織をつくる

Q69 せん妄の患者さんへの治療とケアの統一がむずかしい……どうすればよいですか？

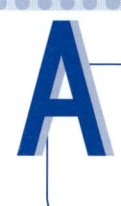

A 患者さんがせん妄になったら，1人ひとりがどのような行動をとるのかを，かかわる医療チームのメンバーと合意しておきましょう．そしてチェックリストなど実践を支援するツールを作成し活用しましょう．

●せん妄ケアをじっくり考えながら臨機応変に行うことはむずかしい

多くの場合，人手不足でむずかしい状況の中で，患者さんのせん妄は発症します．そして，せん妄のアセスメントと適切なケアの選択は，複雑な判断とケア実施のプロセスから成り立っています．一方，時間的なプレッシャーが厳しいので，じっくり考えている暇はあまりありません．

●治療とケアの統一がむずかしい原因を明確にする

治療とケアの統一がむずかしい原因には，①医療チームのメンバーにせん妄ケアに関する知識がない，②せん妄症状への対応の優先順位が職種によって違う，③コミュニケーションエラーがある，などがあります．

●チェックリスト作成の意義

せん妄ケアに関連する文献を読むことで有効なチェックリストができます．文献を読めば，知識が得られます．また，かかわる専門職が相談してチェックリストを作成することで，せん妄ケアについての価値を共有し合意形成できます．さらに，連携の形が定型化するので，コミュニケーションエラーのリスクが減少します．

●チェックリスト作成のポイント

せん妄が発症したら，何を観察するか，どのようなケアを提供するかについて，最低限のto do list（やるべきリスト）を，医師，薬剤師と協力して，前もって作成しておきましょう．

チェックリストは，具体的な行動として表現します．長い文章や多すぎる項目はチェックリストとして機能しません．不完全でもよいので，せん妄を発見したら，どうするのか，どうなったら誰に連絡するのか，まず，誰が何を行うのかを明確にしましょう．

●チェックリストは作成したら必ず守る

チェックリストは作成したら遵守しましょう．それで不都合があれば，記録を取り，チームメンバーと相談してチェックリストを改善しましょう．

●文献
1) アトゥール・ガワンデ著，吉田竜訳：アナタはなぜチェックリストを使わないのか？ 晋遊舎，2011
2) 佐藤克行ほか：大学病院におけるせん妄ケア改善のプロセス―現場での工夫と患者援助の変化．看護管理 17（7）：581-587，2007

せん妄ケアの記録方法

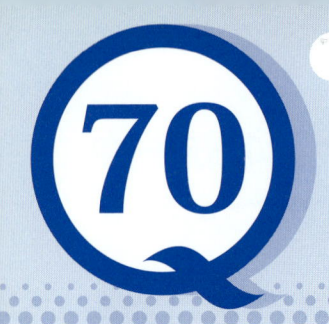

Q70 継続的にせん妄ケアに関する記録を行うためにはどうしたらよいですか？

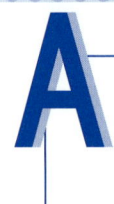

A 記録を行うタイミングを決めて，定期的かつ継続的に，せん妄ケアに関連する記録を行います．記録内容は2つあります．1つは患者さんのせん妄のアセスメント・評価の記録です．もう1つはせん妄の予防やせん妄症状へのケア内容の記録です．

●継続的に記録を行うために記録するタイミングを決めておく

患者さんの受け持ち時に実施したせん妄予防やせん妄症状へのケア内容の記録とは別に，タイミングを決めて定期的かつ継続的に行う記録があります．患者さんのせん妄の徴候や発症，症状についてのアセスメント・評価の記録と，その評価に対応して行うケア内容・ケアプランの記録です．

せん妄のアセスメント・評価のタイミングは，手術患者さんや集中治療室入室患者さん，進行がん患者さんなど，患者さんの状態に応じて，1日1回または数日ごと，1週間ごとなどと決めておきます．患者さんの入院期間中，定期的にせん妄のアセスメント・評価を行い，ケアプランを立案して記録します．

●せん妄ケアに関連する記録内容は2つ

1つは患者さんのせん妄の徴候や発症，症状についてのアセスメント・評価の記録です．せん妄の徴候や発症の有無については，せん妄のアセスメント・評価ツールを用いて評価します．アセスメント・評価ツールにはさまざまなものがありますが（Q24参照），病院全体または病棟，領域ごとに，共通のツールを使用します．また，せん妄が発症した場合，せん妄の症状は患者さんによって特徴があるので症状も記録しましょう．

もう1つはせん妄の予防ケアやせん妄症状へのケア内容の記録です．実施しているケアの種類や内容を記録します．せん妄予防やせん妄症状改善のために提供するケア内容を具体的に決めて項目をリスト化しておいて，実施しているケア項目を選択して記録する形式にすると，さまざまな記述形式よりもケア内容を共有し記録しやすくなります．記録されないケアは，継続されないものです．患者さんの受け持ち看護師が替わってもケアが継続して行われるよう，ケア内容の記録は重要です．具体的な記録内容についてはQ71も参照ください．

●文献
1）綿貫成明ほか：自分から変わる，今から変える「せん妄ケア」の考え方．看護管理17（7）：566-573，2007

せん妄ケアの記録方法

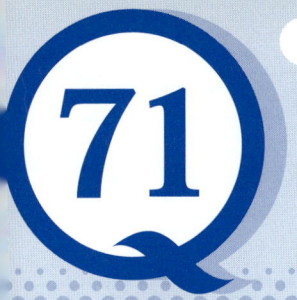

Q71 せん妄ケアにおいて，最低限記録しなければならない事柄は何ですか？

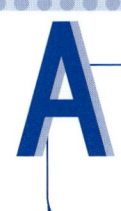

A 患者さんの生活リズム，臨時処方の薬剤や投与後の患者さんの反応，カンファレンス内容など，せん妄ケアにおいてチームで共有すべき患者さんの状況・変化に関する情報（表1）は，最低限記録しなければなりません．

●なぜ，せん妄ケアに関する記録が必要か

せん妄を見逃さず，かつ重症化を防ぐためには，患者さんの全身状態を多角的にアセスメントする必要があります．中でも，1日の活動や休息といった生活リズムは重要な情報です．しかし，夜間やリハビリテーションでの状況など，1日の患者さんの状況をチームのメンバー全員が見続けることは不可能です．そのため，せん妄の危険性がある患者さんの情報をチーム全体で共有できるように，患者さんの活動や疲労の程度，睡眠の状況について記録していく必要があります．

●患者さんの反応を記録する

せん妄の患者さんに鎮静薬が臨時で処方されることは多々あります．その際，投与時間，投与量だけではなく，投与による患者さんの反応について記録します．そうすることで，多職種で薬剤の効果を適切に評価し，今後のケアにつなげることができます．

薬剤に限らず，患者さんに行ったケアの内容，それに対する患者さんの反応を記録することで，せん妄患者さんの変化をチームで共有することができます．

カンファレンスの内容についても同様です．カンファレンスの内容を記録することで，ケア方針に変更があった場合にも，カンファレンスに参加できなかった職種でもタイムリーに情報を共有することができます．

●アセスメントツールを継続して使用する

せん妄のアセスメントツール（Q24参照）は，職種にかかわらず客観的にせん妄の状態を判断するのに大変有効です．しかし，ツールの使い始めは結果を記録していても，いつの間にかツールを使わなくなっていたり途中の記録が抜け落ちていたりすることがあります．それでは，せっかくツールを使用しても，せん妄の重症度や持続期間といった患者さんの状況やその変化を正しく把握することができません．せん妄の重症度や持続期間とその変化は，せん妄ケアを評価する際の重要な指標です．ツールを継続的に使用し，きちんと記録を続けていくことが大切です．

表1 せん妄ケアで記録しておくべきこと

- 患者さんの生活リズム：活動状況，疲労の程度，睡眠状況など
- 実施したせん妄ケアの内容と患者さんの反応
- 臨時で処方された薬剤と投与後の患者さんの反応：安静を保つことができたのか，睡眠は確保できたのか，覚醒したときの反応など
- カンファレンス内容：検討事項，決定事項，他職種への相談事項，変更事項など
- せん妄のアセスメントツールによる評価結果：せん妄の重症度や持続期間とその変化

せん妄ケアにおけるストレスマネジメント

Q72 せん妄ケアの際の看護師のストレスマネジメントについて，効果的な方法はありますか？

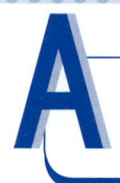

A 自身の中でわいてきたネガティブな感情を否認・抑圧せず，信頼できる（否定的，説得的でない）関係の中で言語化できるところから始めます．

●ストレスマネジメントとは

ストレスマネジメントとは「ストレスを大きくしないための工夫や，ストレスによって生じている緊張状態やストレス反応の緩和など，ストレス生成のあらゆるプロセスに包括的に働きかけること」[1]といわれています．いくつか方法はありますが（☞「もっとくわしく」へ），とくに「ネガティブな感情の意識化・言語化」をお勧めしたいと思います．

●「せん妄ケア」で看護師に起こりやすい感情体験（ネガティブなもの）

時間的な切迫感（「あの人もこの人も」），無力感（「それでも自己抜去，それでも転倒」），孤独感（「今この場を自分で何とかしなければ」），倫理的葛藤（「避けたいけど拘束が必要？」），自己コントロール感の低下（「予期せぬ患者さんの行動」「提供したいケアの組み立てが混乱し立て直せない」）などから怒りや悔しさ，悲しみ，心もとなさなどを一度は感じたことがあるのではないでしょうか．そしてまた"自分は医療従事者なのだから，あれは症状なのだからそんなこと思ってはいけない"と自分自身に言い聞かせたことはありませんか？　そうやって生じた受け止め切れない感情をなかったことにしようとしたり（否認），無意識に押し込めたり（抑圧）という防衛機制が，自我を守るために働きます．

●我慢しているネガテイブな感情を意識化，言語化してみる

抑圧された感情が解決されずに蓄積されていくとストレスフルな状態になっていきます．そうなると自分にとって受け止めきれない感情が，あらぬところで衝動的に表出されることがあります．たとえば，せん妄患者さんが「もうこんなところには居られない！家に帰る！　タクシーを呼べ！」と夜中に騒ぎ出したとき，看護師がイライラした感情を我慢して対応し続けると「もう夜中にタクシーなんかいません！　夜なんだから寝てください！」と大声に大声で対応して有無を言わさずベッドに誘導してしまったり……．これでは患者さんはますます興奮してしまいます．

そこで重要なのは，怒りや悔しさ，悲しみ，心もとなさなど感じている自分を認め言葉にして，それを同僚や先輩などに聞いてもらうことです．信頼できる場で開示することで"自分だけがこんな気持ちじゃない"といった共感をもらえたり，自己洞察のきっかけをもたらしてくれることもあります．

●せん妄について知識を深め，対応力を高める

専門職である私たちは，現場で発揮できる熟練した技術や知識を得ていくことでの自己肯定感の高まりは何にも代えがたいものがあります．どんなストレスマネジメントの方法よりも，看護師ができる最善のケアがせん妄

患者さんに提供でき，多職種との協働がスムーズに行えたというチーム全体の対応力向上につながることが，もっともストレスをためない方法かもしれません．

もっとくわしく

そのほかのストレスマネジメントの方法

◎セルフモニタリングの意識をもつ

私たち医療従事者は，患者さんのモニタリングには訓練を積みます．その一方で，セルフモニタリングは怠りがちになっていませんか？ パワーが枯渇してきた状態，いわゆるストレスが蓄積されてくると，前ページで示したようないらいら感や衝動的な行動につながりやすくなります．心身のエネルギーチャージは十分ですか？ その気づきによって対応が後手に回らずに済み，自己コントロール感も保たれます．

◎アンガーコントロール

自分自身のコントロールのためには怒りがある自分に気づくことからがスタートであり，表出のしかたは社会的に適切かどうかを検討します．自身の怒りという感情の前後にどのような認知・行動が存在するか客観的に観察できると，他者の怒りの表出に対しても目の前の感情に操作されず"何がこの人をそうさせているのか"の分析に目を向けられるようになります．怒りはネガティブな感情だけのように受け止められがちですが，コミュニケーションにおいて肯定的な機能ももっており，重要な感情表出といえるでしょう．

◎自分の考え方の傾向を知る

"自分の受け持ち患者さんのケアはどんなに大変でも自分で行わなければ"このような"～であらねば"の自身の独特な考え方で自分を縛り付けていませんか？「責任感」も大切ですが，正確に現状を見極め患者さんに提供できる最適なケアのために，タイムリーにSOSをチームメンバーに出せることも自身の能力です．日頃から自分の考え方のくせについてちょっとずつ考えてみることもお勧めです．

◎デイリーハッスルを放っておかない"自身へのケア"を意識する

特別なトラブルがあるわけではないけれど，毎日毎日なんだかんだと余計なできごとがあって，たくさんの仕事で神経を使い，時間に追われていらいらする状況のことをデイリーハッスルといいます[2]．"このくらい（大丈夫！）"の日々のストレスの蓄積は放っておくとやがて大きな負担になる可能性は十分にあります．日々に対応できる簡便なコーピング（ストレス要因や負の感情に働きかけてストレスを除去・緩和する方法）や，自分にあったリラクセーション法をぜひ活用しましょう．

●文献
1) 島 悟ほか：ストレスマネジメント入門，p.66，日本経済新聞出版，2007
2) 鈴木安名：スタッフナースの離職を防ぐメンタルヘルスサポート術，p.5，日本看護協会出版会，2009

せん妄ケアにおけるストレスマネジメント

Q73 自分の置かれた状況を突き放してみられるユーモアの大切さってどういうことですか？

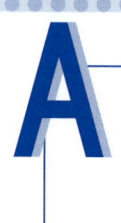

A せん妄ケアは1人ではできません．チームスタッフそれぞれの力を結集してこそ大変な状況も乗り越えることができます．そして，ときにはユーモアを交えてせん妄ケアの経験を語り合うことでチームで実践知を共有し，各人が抱えているストレスを緩和させることが大切です．

●ユーモアの効果・大切さ

コーピング（ストレス要因や負の感情に働きかけてストレスを除去・緩和する方法）の方法として，ユーモアをよく使っている人ほどストレスの影響を受けにくいことや気分の動揺が少ないこと，認知的過程にはユーモアが作用することが指摘されています[1]．

まずは，自分も患者さんもストレスを抱えない対処方法を実践し，自分がときにせん妄の患者さんにネガティブな感情を抱くことは決して否定せず，大変な状況を一時は覚悟を決めて受け入れることが大切です．できればその状況下でもユーモアのエッセンスを取り入れ，通り過ぎたら笑い飛ばす組織風土が築かれていくと，もっと現場の看護師は楽になるでしょう．

●ユーモアを活用した事例

看護師がもっとも困難感を感じるのは，せん妄によって暴力的な言葉や行動がみられ，易怒性が高まっている患者さんへの対応ではないでしょうか．以前，こんな方法で困難な状況を乗り超えたリーダーがいました．

『リーダーは，せん妄で易怒性が高まっている患者さんに対し，その勤務帯のメンバーを「せん妄落ち着かせたい（隊）」と命名し，自分を病棟の安全を守る隊長と位置づけ，隊員であるメンバーにミッションを発動しました．初めのプランは経験豊富なメンバーが落ち着いた口調でゆっくり患者さんに語りかけるというもの，それが効を奏さなければ次のプランへと移行します．最終プランＸはいよいよ医師出動レベルで鎮静を検討しなければならない状況と決めていたため，メンバーも先が見えない不安はありませんでした．新人もその患者さんの病室の前を通るたびにそっと様子をうかがって，危険な状態になっていないか確かめて隊長に報告するという任務を担っていました．それぞれが，的確に役割を遂行し，戦隊さながらのアイコンタクトやゼスチャーも交えて，コミュニケーションを取っていました．結果，看護師たちが過度に身構えずに患者さんに接したこともあってか，患者さんもそれ以上興奮されることなく，その日のミッションは無事終了となりました』

この事例では，リーダーは置かれた状況を客観的に受け止め，ユーモアを取り入れた命名や計画を考案し，メンバーの力を合わせた対処を見事に実践したといえるでしょう．易怒的な患者さんは，医療者の態度や対応にも敏感になっています．事例のリーダーのように，メンバーの緊張を解きほぐす配慮も有効だったと考えられます．

●文献
1) Martin RA : Humor, laughter, and physical health : methodological issues and research findings. Psychol Bull **127**（4）: 504-519, 2001

せん妄ケアにおけるストレスマネジメント

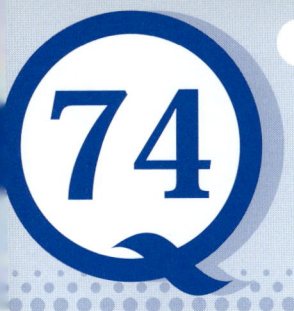

Q74 せん妄ケアに困難感が強い……どうしたらよいですか？

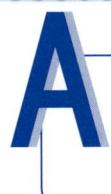

A 適切なケアをすれば症状は改善します．患者さんがどうしたいのか，何がいやなのかがわかれば，ケアの糸口を見つけることができます．また，医療者どうしが助け合うことで困難感は減少します．

●困難感の性質

看護師がせん妄ケアに抱く困難感は，多くのケアや処置を限られた時間で実施しなければならないプレッシャー，興奮・暴力により自分の身に危険が迫る可能性があること，せん妄を起こした患者さんによいケアができないこと，また，せん妄の対応に時間が取られることでほかの受け持ち患者さんにケアが提供できなくなること，そして，せん妄を起こしている患者さんの安全を守らなければならないことなどによって形成されます．

●困難感を助長する原因

人手不足や力量のミスマッチなどの労働環境，せん妄の遷延や弊害を防ぐ適切なケアや対応に関する知識不足，上司に相談しにくい・責任を追及されるなどの職場の人間関係が，せん妄ケアの困難感を助長します．

●困難感を減らすための方策

このようなせん妄ケアの困難感を減らすためには，次のような方策が推奨されます．せん妄に対するケア量の予測とそれに対応したマンパワーを計画的に配分する，危険防止マニュアルの作成と徹底を図ることで職場安全を推進する，そして何より，せん妄ケアの知識を獲得しケアを改善させることです．

困難感の性質	・時間的なプレッシャー ・自分の身の危険 ・よいケアが提供できない ・ほかの患者さんのケアができない ・せん妄を起こしている患者さんの安全を守らなければならない
困難感を助長する原因	・労働環境：人手不足あるいは力量のミスマッチ，長期的変化をとらえにくいシフト ・知識不足：せん妄の要因，治療，鎮痛，鎮静に関する最新のエビデンスが未獲得 ・職場の人間関係：上下関係がきつい，相談しにくい，個人の責任が追及される
困難感を減らすための方策	・ケアの配分を計画的に：ケア量の予測とそれに対応したマンパワー ・職場安全を推進：危険防止マニュアルの作成と徹底 ・知識の獲得とケア改善：研修会開催やチームメンバーの知識の共有・活用

NO! やってはいけない

看護師の感情はせん妄を起こしている患者さんにも伝わります．批判的，拒否的な姿勢や，興奮している患者さんに困難感を表しながら対応すると，症状をさらに助長することがあります．

せん妄ケアにおけるストレスマネジメント

Q75 自分にはできない，手に余ると思ったらフロントラインに行かない，ということが許されますか？

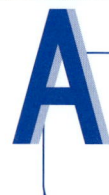

A ケア提供者が不安な気持ちで接していると，患者さんにもよい影響はありません．せん妄ケアはチームで行うものです．1人で背負わずに，自分にできないと思ったときは別のチームメンバーに代わってもらいましょう．

●せん妄ケアはチームで

チームは，多様なメンバーが個々の得意分野で力を発揮しながら互いに補い合い，助け合って共通した目標の達成に向かうという点で，メンバー個々の目標達成のために協力する集団（グループ）とは異なります．経営学では，多くのスキルや判断，経験を必要とする仕事には，個人よりチームであたる方が効果的とされています[1]．個人がもつスキルや経験だけでは目標達成が困難であるという点で，せん妄ケアはまさに，個人ではなくチームで行う仕事といえるでしょう．

●チームをつくり，有効に機能させる

受け持ち看護師やその日の担当看護師だけがケアの責任を負うのではありません．複数の看護師メンバーで話し合いをもつことができ，必要に応じて担当者を交代できる看護チームをつくることが必要です．また，多職種によるせん妄ケアチームの体制をつくることができれば，より強力なバックアップとなります（第9章参照）．

チームを有効に機能させるには，チーム内で自由に意見を出し合える雰囲気をつくることが大切です．そのためには，まず相手の発言を否定せずに受け止めて聴くことです．異なる価値観をもつ他者や他職種の存在があってこそのチームなのですから，自分とは異なる視点からの意見や思いを大切にしてよく聴き，相手の立場に立って理解しようとする姿勢が必要です．同時に，自分の思いや考えを恐れずに話すことも必要です．メンバーの一員としてチームに貢献するためには，視点や価値観の異なる考えをチームに提供することが重要です．

●日ごろから自分の強みと弱みを開示でき，助け合えるチームをつくる努力を

さらに，ほかのメンバーが目標達成に向けてよりよく活動できるよう自分がサポートできることは何か，自分がよりよく活動するには誰にどのようなサポートをしてもらいたいか考え，チームメンバーに伝えます．他職種の活動をお互いにサポートし合うことによって，個々の活動の効果が増し，チームに相乗効果が生まれてくるのです．

🖐 やってはいけない

せん妄ケアに伴い生じるさまざまな困難を，受け持ち看護師や主治医だけの責任にして責めてはいけません．誰かを責めることでチーム全体のケア意欲がそがれ，結果としてせん妄患者さんへのケアが十分に提供できなくなることにつながります．

●文献
1）スティーブン P. ロビンス：組織行動のマネジメント―入門から実践へ，新版（高木晴夫訳），p.199，ダイヤモンド，2009

せん妄ケアチームの構築と運営

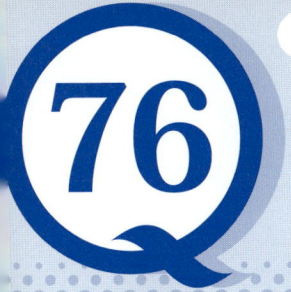

Q76 リエゾンチームはどのように構築すればよいですか？

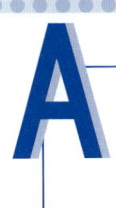

A まずは，院内でリエゾン活動に携わっている（あるいは興味がある）他職種のスタッフに，「一緒にやろうよ」と声をかけるところから始まります．そして，スタッフが集まったら，チーム活動の目的や方向性を確認し，具体的活動方法について決めていきます．さらに，院内にチームを広報し，院内におけるチームの位置づけや責任，権限などについて決めましょう．

●リエゾンチームとは

リエゾンチームは，医師，看護師，精神保健福祉士，作業療法士，薬剤師，臨床心理技術者などの<u>多職種の専門家から構成されるチーム</u>です（表1）．身体疾患のために入院している患者さんやそのご家族の精神症状や心理的問題に対して，チーム医療を提供します．もちろんせん妄もチーム医療の対象となります．

●近年の医療現場はチーム医療が盛ん

近年の医療現場では，多職種の専門家によるチーム医療が盛んに行われています．代表的な医療チームとして，感染管理チーム，栄養サポートチーム，褥瘡対策チーム，緩和ケアチームなどが挙げられます．

●以前の医療現場は

以前の医療現場では，感染管理，栄養管理，褥瘡対策，緩和ケアなどについては，各診療科や各病棟がそれぞれ独自のやり方で対処していました．したがって，<u>必ずしもすべての医療現場において標準的な治療やケアが提供されていたとはいえず，診療科や病棟によって，治療やケアの質に大きなばらつきがあった</u>ことも事実です．また，ある職種のスタッフが問題に気づいても，ほかの職種のスタッフがその意見に注目しなかったり耳を貸さなかったり，ということも少なくありませんでした．

背景には，各診療科の医師や病棟看護師などが，それぞれの業務に忙しすぎて，これらの問題に対応するための十分な時間を取ることができない，という事情や，各職種間の連携が必ずしもうまくいっているとはいえな

表1 せん妄に対するリエゾンチームメンバー各職種の主な役割

メンバー	役割
医師	せん妄の診断，原因検索，薬物療法など
看護師	専門的看護技術の提供，病棟看護師に対してのアドバイスなど
精神保健福祉士	医療ソーシャルワーカーとの連携，社会的支援など
作業療法士	作業活動を手段とした身体・精神機能の回復，行動の促進など
薬剤師	せん妄の原因薬剤のチェック，せん妄薬物療法の適正化など
臨床心理技術者	家族に対しての支援，心理療法など

```
┌─────────────────────────────────────────────────┐
│         チームの目的や方向性を確認する          │
├─────────────────────────────────────────────────┤
│・チームメンバーが集まったら，まずはチームの目的  │
│ や方向性を再確認する                            │
└─────────────────────────────────────────────────┘
                        ↓
┌─────────────────────────────────────────────────┐
│      チームの病院内における位置づけを確認する    │
├─────────────────────────────────────────────────┤
│・診療科内（たとえば精神科や心療内科）の一部門？  │
│・院内で独立した部門？                            │
│・院長直属のような比較的強力な発言権をもつ部門？  │
│※位置づけは，病院の上層部としっかり話をしておく  │
│ 必要があるでしょう．                            │
└─────────────────────────────────────────────────┘
                        ↓
┌─────────────────────────────────────────────────┐
│  チーム運営方針にかかわる事柄の決定方法について話し合う │
├─────────────────────────────────────────────────┤
│・チームリーダーを決めてある程度の権限をもたせる │
│・あえてリーダーを決めず，なるべく話し合いで物事を進めていく│
│※リーダーを決めないと，責任の所在があいまいになり，なれ合いに陥りやすい│
│ などの欠点がありますが，リーダーが決まってしまうと，ほかのメンバーや職種│
│ が意見しづらく，不必要な上下関係が生まれやすいという欠点も考えられます．│
└─────────────────────────────────────────────────┘
                        ↓
┌─────────────────────────────────────────────────┐
│     具体的な活動内容・活動方法について話し合う  │
├─────────────────────────────────────────────────┤
│・チーム依頼をどのような経路で受け付けるか・誰が対応するか│
│・どのように多職種で情報を共有するか（※情報の共有はチーム医療にとっては生│
│ 命線ともいうべき重要な事柄であり，この点がうまくいかないと診療やケアの質│
│ に影響が出ることが多いようです）                │
│・カンファレンスやチーム回診はいつ行うか         │
│・診療やケアの計画をどのように作成し評価するか   │
└─────────────────────────────────────────────────┘
                        ↓
┌─────────────────────────────────────────────────┐
│      チームを構築したら，活動を院内に広報する   │
├─────────────────────────────────────────────────┤
│・チーム活動の広報をどのように行うか             │
│※院内にチーム活動について広く周知する必要があります．院内メールを用いる，│
│ 部長会・師長会など上層部が集まる会合でプレゼンテーションを行うなどの手段│
│ があります．                                    │
└─────────────────────────────────────────────────┘
```

図1　チームの構築の進め方

い，という事情もあったと思われます．

●医療チームに期待されること

これらの問題を解決するために，多職種の専門家による医療チームが次々に構成され，病院全体を対象に部門横断的に活動を始めているのだと思われます．精神科リエゾンチームも，同じような事情から生まれてきた医療チームであるといえるでしょう．

部門横断的なチームが活動することにより，病院全体において，質の高い標準的な治療やケアの提供が可能となり，医療者のコミュニケーションも良好なものとなることが期待されます．また，単職種ではなく多職種の専門家から構成されるチームですから，お互いの専門的技術や知識を持ち寄り，より多角的で全人的な医療・ケアの提供とサポートが可能となるでしょう．

●チームの構築の進め方

スタッフが集まったら，図1のように進めていくとよいでしょう．

せん妄ケアチームの構築と運営

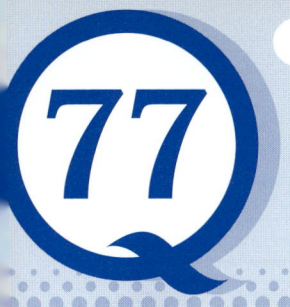

Q77 リエゾンチームの運営で大切なことは何ですか？

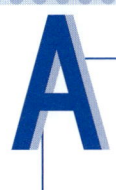

A 実際にチームを運営すると，さまざまな問題に直面します．しかし，問題を乗り越えるたびに，チームは成熟していきます．何よりも大切なのは，チームメンバー間のコミュニケーションです．

●チームとは生き物のようなもの

チーム活動を始めると，とくに有志が集まって立ち上げたチームにおいては，初めのうちはメンバーがそれぞれ生き生きと働き，チーム活動は順調に進むことが多いでしょう．しかし，<u>チーム活動とは，ある意味では生き物のようなもの</u>です．最初は健康なチームであったのに，気がつくと不健康なチームになっていた，ということは往々にして起こりえます．

●健康なチームは

健康なチームにおいては，メンバー間のコミュニケーションは良好で，活気にあふれています．誰からともなくクリエイティブな意見が提出され，前へ前へと進んでいきます．各メンバーは，チーム活動にやりがいや楽しさを見出すことができます．

●不健康なチームは

しかし，チームは常に健康であるとは限りません．なんらかの理由で不健康になることがあります．不健康なチームでは，コミュニケーションがうまくいかず，メンバー間の関係がどうもギクシャクし，クリエイティブな意見は誰からも出てくることはなく，もし出てきたとしても採用されません．とても停滞した雰囲気です．各メンバーはチーム活動にかかわることに負担を感じます．

●チームが不健康になる理由

どうしてチームが不健康になるのか，ということについてはさまざまな議論がありますが，「あるメンバーの権限が強すぎて自由にものを言えない」「あの人にはどうせ言っても無駄だからと諦める」「各職種のチーム内での役割が不明瞭なので，何をすればいいかわからない」「専門家としての力量が不足しているメンバーがたくさんいる」などの理由が挙げられそうです．

●何よりもコミュニケーションが大事

チームが不健康になることはそう珍しいことではありませんし，これを乗り越えていくことがチームの成長になると思います．問題は，不健康になったときにどう対処し健康を回復するかなのです．これには，原因をきちんと分析し対処するという姿勢が必要なのですが，このために<u>何よりも大切なのはチームメンバー間の健全なコミュニケーション</u>です．チームが不健康になると各メンバーはどうしても「腐ってしまい」がちですが，それでも諦めず，他職種のメンバーと正直に腹を割って問題点を話し合うことによって，解決策が生まれてくるのです．

9章　チームとしてせん妄ケアに取り組もう

もっとくわしく

● チームに対するニーズを把握する

- 多職種から構成される部門横断的チームは、「患者さんやその家族に、よりよい医療を提供する」という使命があるのはもちろんですが、「チーム活動の依頼元であるほかの医療者に対して質の高いサービスを提供する役割を負う」、という側面もあります。すなわち、チームの利用者は、患者さんやその家族だけではなく、院内の他医療者でもあるのです。
- 時として対立するこの両者のニーズのバランスをうまく取りながら運営していくことが、チーム活動の肝になるところです。ですから、チームとして、その両者のニーズについて把握しておくことはとても重要です。

● 精神科リエゾンチーム加算

- 平成24年度の診療報酬改訂で、「精神科リエゾンチーム加算」が認められました。以下に算定要件と施設基準を記します。

＜算定要件＞
① 一般病棟に入院する患者さんのうち、せん妄や抑うつを有する患者さん、精神疾患を有する患者さん、自殺企図で入院した者が対象。
② 精神症状の評価、医療実施計画書の作成、定期的なカンファレンス実施（週1回程度）、精神療法・薬物治療等の治療評価書の作成、退院後も精神医療（外来等）が継続できるような調整等を行う。
③ 算定患者数は、1チームにつき1週間でおおむね30人以内とする。

＜施設基準＞
　当該保険医療機関内に、①〜③による構成される精神科リエゾンチームが設置されていること。
① 精神科リエゾンについて十分な経験のある専任の精神科医
② 精神科リエゾンにかかわる所定の研修を終了した専任の常勤看護師
③ 精神科リエゾンについて十分な経験のある専従の常勤精神保健福祉士、常勤作業療法士、常勤薬剤師または常勤臨床心理技術者のいずれか1人

一口メモ　チームへの依頼経路について

　各病院によって、リエゾンチームへの依頼経路にはさまざまな違いがありますが、医師だけではなく、病棟看護師やリハビリテーションスタッフ、薬剤師などの、医師以外の職種がチームに依頼することができるようなシステムにしておくことが望ましいでしょう。
　先に述べたように、ある職種が問題に気づいてもほかの職種は気づかない、ということはよくありますので、この場合、どの職種に対してもリエゾンチームへの依頼経路が開かれていることにより、問題が見逃される可能性が低くなります。

せん妄ケアチームの構築と運営

Q78 病院全体のせん妄ケアを改善するために，責任者としてどのように取り組んだらよいですか？

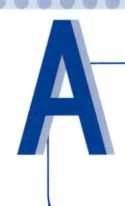

A せん妄ケアの必要性を職員が理解し，せん妄ケアが日常業務の一部となるようシステムを導入し，医療の質にどのような効果があるかを示すことが大切です．

●職員のモチベーションを維持するには

せん妄ケアを改善するときには，一時的に通常業務の一部に新たな業務が追加されることで，職員にとっては仕事が増える結果を招きます．しかし，よりよいせん妄ケアを実践することで，症状が回復し，早期退院できるようになると，新しいことに取り組んだ成果を体験することができます．この間，職員が成果を感じるまでモチベーションを維持することがむずかしいことがあります．そのため，担当者は，せん妄ケアの効果を職員，とくに最前線でケアをしている病棟看護師にフィードバックすることが必要です．職員への情緒的支援とともに，わかりやすい成果指標を意識して提示することが大切です．

●せん妄ケアのシステムをつくること

せん妄ケアの3つの要素，①早期発見，②早期介入，③せん妄予防，が円滑に展開されるように，治療・薬剤の調整，看護提供，患者安全を確保できるようなルールとツールを決め，実際にせん妄ケアが必要になったときに，標準的に実施できるように取り決めておくことです．このようなしくみにすることによって，日常業務に組み込まれ，せん妄が発生したときに，職員がどう行動したらよいかがわかりやすくなり，せん妄ケアの実践が改善するでしょう．

●実践の改善に必要なアクション

最新の知識や技術を病棟に適用し，実践を改善するために必要なアクションは，せん妄ケアに関して，①ケアを改善するという宣言，②学習支援，③技術支援，④課題解決支援，⑤実践改善に関する情報共有，⑥定期的な評価による成果の可視化と共有です．これらが順調に進むように，期間を決め，わかりやすい目標設定を行い，進捗管理をします．

🚫 やってはいけない

いったんシステムをつくってしまうと，つくった側はそれを壊すことを嫌う傾向があります．しかし，知識や技術が進んでいけば，それに合わせてしくみは常に変えていかなくてはなりません．評価し，変更することに担当者自身が抵抗感をもってはいけません．実践は環境に合わせて変化させ続けないと陳腐化してしまいます．実践改善の担当者はそのことを念頭に置く必要があります．

9章 チームとしてせん妄ケアに取り組もう

コラム　責任者が病院全体のせん妄ケアの改善に取り組んだ実例

●ある一般病院のせん妄ケア改善の取り組みから効果的だったこと

①宣言
　病院の職員全員に対して，「これから組織的にせん妄ケアの改善を行う」ということを明確に宣言します．折に触れニュースレターやホームページなどで病院の内外にせん妄ケアの改善に取り組んでいることを発信します．この宣言や発信は，病院長，看護部長など経営にかかわる管理者が行うことが重要です．職員の意識がせん妄ケアに向きますし，自尊心も高まります．キックオフシンポジウムなどを企画すると周知の効果が高いです．

②学習支援
　病院の全職員に対してせん妄の学習会を開催します．このときには，多様な職種がともに，共通の内容の学習を行うことが大切です．学習の内容は，せん妄の基礎知識，J-NCS の使用目的，方法，せん妄発症因子，せん妄治療薬や睡眠導入薬の検討，日常生活機能維持など職員のニーズに応じてアレンジします．

　レクチャーだけでなく，病棟への出前講義，個別の質問に答えるなど，さまざまな教育方法を駆使して，何度も繰り返し行うこと，職員の学習ニーズに応えることでせん妄ケアの知識が確かなものになります．

③技術支援
　学習会だけでは不十分で，せん妄ケアにかかわるテクニカル，ノンテクニカル（コミュニケーションの取り方など）スキルを病棟で直接指導したり相談に乗ることも効果的です．せん妄ケアにくわしい医師，看護師，薬剤師，作業療法士などが技術支援のために現場に出向くことで，対応できます．また必要に応じてほかの専門職にどんどん依頼を出していくと，せん妄ケアに介入する職種が増え，せん妄要因への低減方法の選択肢が増えることにつながります．

④課題解決支援
　職員が基本的な知識や技術を獲得することで，現行のせん妄ケアでの解決すべき課題が浮かび上がってきます．病院全体を横断的に見渡すことのできるせん妄ケア改善の担当者が，病棟ごとの課題を収集し，病院全体に適用できる解決策を立案し，治療とケアを変えていくように，病棟の代表者（多くの場合，医師と病棟看護管理者）と合意形成していきます．

⑤実践改善に関する情報共有
　病院のしくみをかえて，実践をよくすることにつながった事例，ほかの病棟で行って改善できた事例，あるいは失敗した事例を共有できる場と機会を積極的につくります．ニュースとして発信するだけでなく，対話によって出席者が共有できるような事例検討会も有効です．

⑥定期的な評価による成果の可視化と共有

　せん妄ケアの改善効果を図る指標として，病棟ごとのインシデント件数とせん妄ありと判断された患者さんに起因したインシデント発生件数があります．またせん妄の発生率，せん妄の持続期間も実践改善の効果を表現するものです．私たちの病院では，せん妄ケアを改善することで，せん妄を有する患者さんのインシデント件数（転倒・転落，チューブ類の計画外抜去）が有意に減少しました．このような数字だけではなく，「せん妄患者さんへの対応で相談できる場があることで，安心する」，「せん妄を予測できるようになったので，慌てなくなった」というような現場の生の声を集めて分類し，発信することで成果の可視化と共有になります．

●実践を改善するコツ
①職員の抵抗感にていねいに向き合う

　実践方法を変えることに抵抗のある職員，今までの方法でついつい行ってしまう職員を見逃さず，アサーティブに話し合うことが大切です．考え方を変更することは容易ではありません．職員が不安に思っていること，新しい方法に対する感情的なわだかまり，信用できなさなどは，理詰めの説得では解消できません．まず職員が安心して改善に取り組むことができるように，業務を整理し，迷いを許容し，患者ケアの改善に向かう意欲を高められるように労働環境を整備したうえで，話し合いをいとわないことです．また一方で，どうしても考えを変えない職員にあまりエネルギーを取られないようにすることも必要でしょう．つまり，自ら，病院の理念の確認と理念に照らした現在のケアの評価ができる職員が増えていけば，抵抗勢力は力を弱めます．

②ルールを守ることができるように支援する

　治療やケアの方法を変えるには，ただ「変えましょう」ではだめです．「変えようとしたときにあると便利なツール」，「仕事のしかたを変えないと進まない環境」が必要です．

<変えようとするときに便利なツール>

　たとえば，私たちは基本的な知識の中でも重要なもの，「せん妄を引き起こす薬剤リスト」「せん妄を引き起こす要因」，「せん妄ケアのフローチャート」をつくりました．またこれらはポケットに入るサイズにしていつでも携帯できるようにしました．チェックリストなども便利なものです．あくまでも現場のニーズに応じることが大切です．

<仕事のしかたを変えないと進まない環境>

　たとえば，せん妄アセスメントのためのスケールを電子カルテ内に装備する，入院時のせん妄リスクアセスメントチェック表をチェックしないと，その先のカルテに進めないつくりにする，電子カルテの経過表に選択式のせん妄症状の項目を設定するなどのことは，日常業務の中に組み込むことになり，職員がルールを守らざるを得ない環境になり，効果的だと思います．

せん妄ケアチームの構築と運営

Q79 せん妄ケア実践のためのコミュニティについて教えてください．

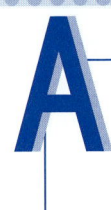

A せん妄ケアを充実させるには，情報共有が重要なポイントです．多職種が個々の専門性を活かして自由にせん妄ケアについて語り合うことができる場があると，せん妄ケアで感じる困難感，負担感を軽くすることができます．

●せん妄ケアは看護師の初期対応が重要

せん妄ケアが行われる現場では，24時間患者さんの身近でケアにあたる看護師がせん妄の発症に遭遇することが多く，また，多くは夜間の医療スタッフが少ない時間帯に発症するため，看護師が少ない人数で初期の対応を担わざるを得ない場合があります．このため，せん妄患者さんに遭遇する可能性のある<u>看護師1人ひとりの初期対応が重要なポイント</u>となります．

●1人の経験知を全員で共有する

しかし，経験の浅い看護師でもせん妄患者さんのケアを担当する可能性は常にあるため，情報を共有し，経験の蓄積を日々のケアに活かす体制をつくることが重要です．

さらに，せん妄ケアに関する情報を共有することは，日々のせん妄ケアでの悩みを他者に聞いてもらうことで心理的な負担が軽くなったり，ケアの成功を認め合い支え合う関係づくりに発展することや，他者の優れたケアを知ることで問題解決にいたる場合もあります．

せん妄ケアでは，<u>1人で抱え込まずに知恵を出し合い，個人の過去の経験をスタッフ全体の経験につなげること</u>が大切です．

●チームアプローチにはさまざまなメリットがある

<u>チームアプローチ</u>は，メンバーの専門的技術や知恵を持ち寄って，複雑な問題を解決することができ，また複数の視点があることで早期発見を可能にします．

●チームのメリットを引き出すには

しかし，有効なチームをつくるには，
① 多職種参加の事例検討や研修会などを通じて，知識や手技の普及と風通しのよいチームワークを育てること
② せん妄の診断や他職種への発信，ケア開始決定のイニシアチブが医師のみでなく多職種にもエンパワーメント*されていること
③ スムーズな患者情報を担保する定期的なカンファレンスが開かれていること

が条件となります．これらを通じて，専門職どうしがスキルを組み合わせてせん妄患者さんを支え，他職種の考え方や方法論を理解しつつも，患者さんに安全で良質な医療ができるように相互確認をしていくことで，チームのメリットが引き出せるのです．

*エンパワーメント：この言葉には，さまざまな意味がありますが，この文章では，『権限，能力の委譲』をさします．

コラム　せん妄研究会から多職種チームへの発展の実例

●「せん妄ケア」を語り合うことの重要性

　筆者は，病棟看護師長として勤務していた2002年，部署内でのせん妄発生状況と行われているケアを分析し，医師も看護師もせん妄に関する認識が十分でなく，アセスメントが不足しているために，せん妄の発症を予測したケア計画が立てられていないことに気づきました．そして，せん妄ケアに病棟スタッフ全員でかかわる必要性を感じていたとき，このような状況を知った当時の上司と大学教員の発案で，有志による自主的なせん妄に関する勉強会が発足しました．この会には同じようにせん妄ケア充実の必要性を感じていた数名の看護師長も加わり，月に1回せん妄ケアに関する事例を参加者が提供し検討する「せん妄ケア研究会」となりました．

　せん妄ケア研究会は，事例提供者がナラティブベースで自らのケアを語り，参加者は自由に意見や感想を述べ合う自由な雰囲気の中で行われました．ここでは，大学教員が常にアドバイザーとして参加し，事例提供者の行ったケアに肯定的なフィードバックと意味づけを行ったことで，事例提供者は自分の行ったケアについて新たな見方ができ，自信をもってケアが行えるようになりました．この経験は，毎晩繰り返されるせん妄患者さんのケアに自信を失いそうになっていた看護師にとって大切なものとなっていきました．また，事例提供者が語るせん妄ケアの困難感は参加者にとっても共感できる内容であり，悩みを共有するとともに，ほかの参加者の経験を自らの経験と併せて活用できるきっかけともなりました．

●自主的な研究会成功のコツ

　自主的な研究会成功のコツは，参加者の負担感がないこと．さらには，この会に参加すると何か1つは明日のケアに使える情報を得られることが大切です．自分の考えや発言が否定されない，がんばってきたことが認められる体験，つまりは心地よい体験ができる場でありたいものです．事例提供者のケアの不足点だけを取り上げて追求するような検討会では，苦労して事例を発表してくれた方が「二度と来たくない」会になってしまうかもしれません．仕事が終わって疲れていても参加したくなるように，ちょっとした飲み物やおやつの準備は欠かせないものでした．

●看護師のみでの検討の限界と多職種チームへの発展

　このような事例検討会は10年近く続き，せん妄ケアに関する知識の普及，アセスメントツールの活用を含めたケア基準の作成など多くの成果を上げました．しかし，事例検討を行う中で，医師や薬剤師，作業療法士などの多職種との連携の重要性が話題に上ることが多く，当然のことながら，せん妄ケアは多職種チームで行わなければ十分な成果は得られないことを痛感しました．しかし，看護師が中心となって行っている自主的な研究会では，多職種の参加を継続して得ることができない状況が続きました．さらに，研究会の参加者が固定化するなど，会のあり方について考える必要が生じてきました．そのようなときに，病院内の常置委員会の1つでせん妄患者さんによる看護職員への暴

力行為の発生が報告され，職員の安全を守るという視点でのせん妄対策の必要性から，多職種によるせん妄ケアチーム結成の機運が盛り上がっていきました．多職種チーム結成にはせん妄ケア研究会の中心メンバーが参加することになり，自主的な研究会から始まったせん妄ケア研究会は，2012年，院内公認のワーキンググループ「多職種せん妄ケアチーム」へと発展することになりました．

●多職種せん妄ケアチームについて

このチームの目的は以下のとおりです．
- せん妄の予防，早期警告徴候の把握，発症後のすみやかで安全な介入，退院までの集学的な支援を行い，またエビデンスの集積，解析，新しいケア・治療手法の開発を主導し，さらに院内外にせん妄対応技術の啓発を継続的に行うことを目的としたせん妄ケアマネジメントシステムを構築する．
- もって本院における入院医療の質の向上を図る．

この目的のもと，医師，看護師，看護教員，薬剤師，作業療法士，事務職員で構成される多職種チームが組織され，「啓発・教育チーム」「診療・ケア支援チーム」「臨床統計，研究支援チーム」の3つのチームが活動を開始しました．各チームは，それぞれ達成目標を設定して活動し，全体会議でチーム間の情報共有と進捗管理を行います．各チームの達成目標は以下のようになっています．

①啓発・教育チーム：せん妄対応の知識普及の研修会，症例検討会などの生涯学習のしくみの構築
②診療・ケア支援チーム：せん妄対応多職種チームの構築と実施
③臨床統計・研究支援チーム：ハイリスク者またはせん妄発症者のデータベース（情報集積システム）の構築と臨床研究への援用

それぞれのチームはチームリーダーのもと，ミーティングを行って現状での課題を確認し課題解決に向けての活動を行っています．

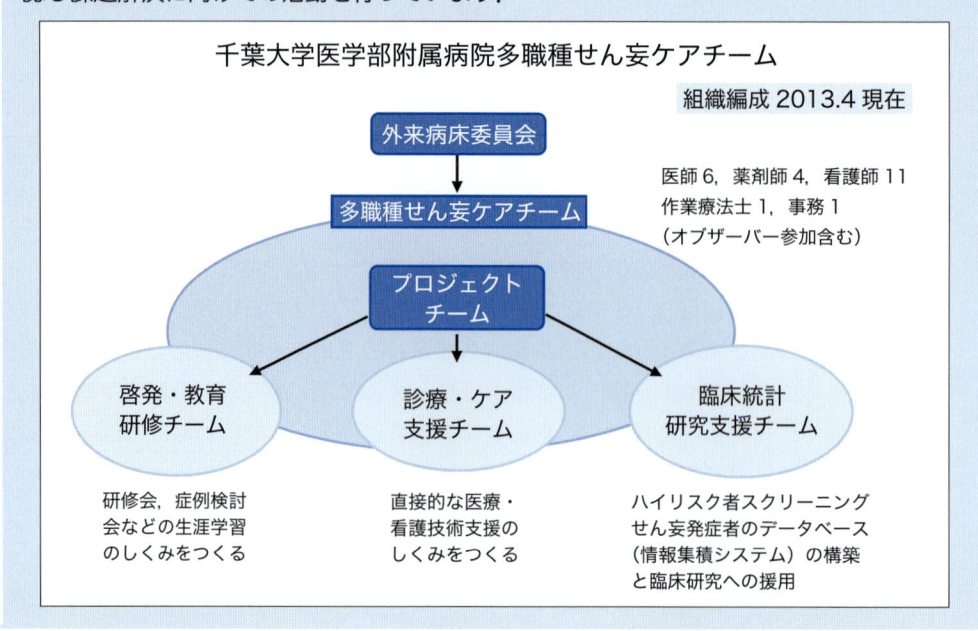

千葉大学医学部附属病院多職種せん妄ケアチーム

組織編成 2013.4 現在

医師 6，薬剤師 4，看護師 11
作業療法士 1，事務 1
（オブザーバー参加含む）

外来病床委員会 → 多職種せん妄ケアチーム → プロジェクトチーム

- 啓発・教育研修チーム：研修会，症例検討会などの生涯学習のしくみをつくる
- 診療・ケア支援チーム：直接的な医療・看護技術支援のしくみをつくる
- 臨床統計研究支援チーム：ハイリスク者スクリーニング　せん妄発症者のデータベース（情報集積システム）の構築と臨床研究への援用

第10章

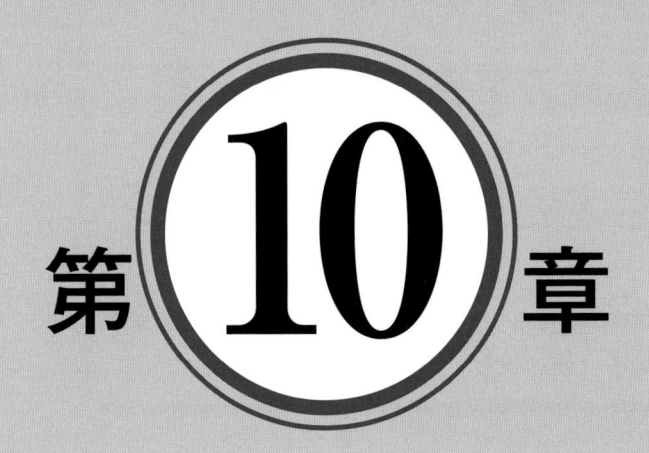

あらためて、せん妄とは何か

Q80 そもそもせん妄の定義は何ですか？

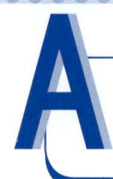

せん妄とは何か

A せん妄とは，急性で一時的な，中等度あるいは軽度の意識障害（意識混濁）にさまざまな精神症状を伴う状態（意識変容）です．

●せん妄は意識障害である[1]

「意識障害」というと，「昏睡（閉眼し，痛み刺激に無反応）」をイメージするかも知れません．しかし，「せん妄」も意識障害の亜型です．ここで，意識障害とは何か整理しましょう．症候学的には，意識障害は「舞台」に喩えられます．舞台の広さは意識の幅，大まかにいえば注意を向けることができる範囲をさします．舞台を照らす照明にあたるのが意識清明度であり，過度覚醒から傾眠，昏睡まで数段階あります．照明の暗さを「意識混濁」とよびます．舞台上の俳優陣を照らすライトがさまざまな色になってめまぐるしく変化している状態を「意識変容」とよびます．「せん妄」とは，軽中等度の照明の暗さ（意識混濁）に意識変容（さまざまな認知・精神症状）が併発している状態です．昏睡は，照明がもっとも暗い状態で，この段階では意識変容が生じませんから，せん妄とは言いません．ちなみに舞台が全体的に小さくなった状態を意識狭窄とよび，その舞台で照明がほの暗い状態をもうろう状態とよんでいます．

●せん妄の特徴

せん妄は，今までまったく問題なかった人がある日を境に急激に発症（うつ病や認知症と経過が異なります）し，見当識が障害され，まとまりに欠ける言動をするようになります．ときに幻覚や妄想を伴い興奮を呈することがあります．症状は変動性で1日の中で，もしくは日によって変動します．さらに多くは夕方から夜間にかけて増悪し，翌日には健忘を残すことが多いです．（翌朝に「昨夜はよく眠れましたか？」と聞いてみましょう）

cf：精神科依頼の際は，上記青太字を確認して，その内容を情報提供するとよいです．

MEMO 一口メモ　せん妄（Delirium）の歴史について[2]

「Delirium」を最初に使用したのは紀元前1世紀のCelsiusで，成り立ちはラテン語「delira」=「道を外れる，脱線する」に由来しているといわれています．

現在のせん妄概念はリポウスキー（Lipowski）の分類が基盤となっています．Lipowskiは，脳器質性精神障害を，「症候性機能性症候群」（脳の器質的な原因で統合失調症やうつ病のような症状を呈するもの），「大脳局在症候群」（失語，失行，失認など脳の障害部位特有の症状を呈するもの），「全般性認知機能障害」（せん妄，認知症（痴呆），通過症候群など）に分類し，せん妄は，急性で一時的な全般性認知機能障害と位置づけました．

●文献
1) 濱田秀伯著：精神医学エッセンス，弘文堂，2005
2) 兼本浩祐ほか：せん妄の精神病理．精神科療学 **22**（8）：865-870，2007

Q81 療養の場の違いでせん妄の頻度に違いはありますか？

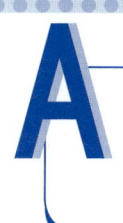

せん妄とは何か

A せん妄は，病院ではICUでの人工呼吸管理下，心臓外科手術後，重度熱傷の患者さんや，高齢者，認知症の患者さんで高頻度にみられます．在宅患者さんの場合は，加齢と認知症の有無が大きく影響します．

●せん妄の有病率

せん妄の有病率は，調査対象によって大きな差があり，一般住民では10％程度から，救急病棟やICUなどでは40〜77％にもなります．最近の文献を表でまとめて提示します．

●ICUにおけるせん妄

ICUでは，身体基礎疾患の重症度，人工呼吸管理などの不慣れで苦痛を生じる医療処置，薬剤使用などが，高頻度になる理由ともいえますが，適切な除痛，不快な処置の軽減によりせん妄の移行を減らすことができることも報告[1]されており，医療者の適切なケアや療養環境設定で改善する余地があります．

●一般住民におけるせん妄

一方，一般住民を対象としたせん妄の有病率について，強調されるのは，加齢と認知症です．たとえば，北欧の708人の85歳以上の住民の調査では，85歳以上は17％，90歳以上は21％，95歳以上は39％がせん妄を呈したと報告されています[2]．

表1 さまざまな対象におけるせん妄の有病率

対象【評価方法】	結果【有病率】	備考
ICUにおける24時間超の人工呼吸管理下の術後・外傷後患者 100名[1]	術後患者 73% 外傷後患者 67%	ミダゾラム投与はせん妄移行のもっとも高いリスク因子（オッズ比2.75【信頼区間1.43-5.26, p=.002】） モルヒネはせん妄移行のリスクを減らす
呼吸管理下の熱傷患者82名[3]	77% 持続期間中央値3日（1〜6日）	ベンゾジアゼピンが独立したリスク因子（オッズ比6.8【信頼区間3.1-15】）
一般人口[4]	65歳以上1〜2%，85歳以上10%	
オランダのナーシングホーム，ケアホーム入居者3,627名[5]	ナーシングホームで8.9% ケアホームで8.2%	

●文献

1) Pandharipande P et al : Prevalence and risk factors for development of delirium in surgical and trauma intensive care unit patients. J Trauma **65**（1）: 34-41, 2008
2) Mathillas J et al : Thirty-day prevalence of delirium among very old people : a population-based study of very old people living at home and in institutions. Arch Gerontol Geriatr **57**（3）: 298-304, 2013
3) Agarwal V et al : Prevalence and risk factors for development of delirium in burn intensive care unit patients. J Burn Care Res **31**（5）: 706-715, 2010
4) de Lange E et al : Prevalence, presentation and prognosis of delirium in older people in the population, at home and in long term care : a review. Int J Geriatr Psychiatry **28**（2）: 127-134, 2013
5) Sharma A et al : Incidence, prevalence, risk factor and outcome of delirium in intensive care unit : a study from India. Gen Hosp Psychiatry **34**（6）: 639-646, 2012

せん妄とは何か

Q82 せん妄の原因によって症状・経過が異なることがありますか？

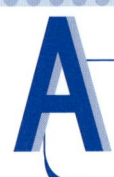

A せん妄の多くは可逆的ですが，原因によって不可逆的となるなど予後が異なります．とくにアルコール離脱せん妄は，発症の時期が特徴的です．

● せん妄の症状・経過は基礎疾患や原因となる病態に依存する

　せん妄は，基礎疾患やせん妄の原因となる病態に依存して経過します．

　たとえば，電解質の異常や炎症反応が原因でせん妄を発症している場合，電解質の補正や炎症反応の改善に伴いせん妄も改善します．また，術後せん妄も多くは術後数日以内に改善します．しかし，慢性肝不全による高アンモニア血症，慢性閉塞性肺疾患による低酸素脳症，あるいは悪性腫瘍の終末期など，基礎疾患や病態の改善が見込めない場合，せん妄も長期化したり不可逆的となります．

　このように，せん妄の原因によって予後予測がある程度可能となり，これに合わせた治療目標の設定が必要です．

● アルコール離脱せん妄の特徴

　アルコール離脱せん妄は，長期大量飲酒をしていた人が入院を契機として断酒した場合，アルコール離脱症状として出現することがあります．最終飲酒から24時間以内を中心に，小離脱徴候とよばれる頻脈や発汗などの自律神経症状，不安，焦燥感などのアルコール離脱症状がみられます．そして，48〜72時間後をピークとして粗大な振戦とともにせん妄が出現します．このように，最終飲酒の時間からアルコール離脱せん妄が出現する時期を予測することができます．

> **MEMO 一口メモ　アルコール離脱症状を予測するためには**
>
> ● 入院時に飲酒の有無を問診しますが，アルコール離脱症状を予測するためには，さらに以下の情報が必要です．すなわち，①最終飲酒時間，②飲酒パターン（機会飲酒，晩酌，連続飲酒など），③飲酒量，④アルコール離脱症状の既往歴です．飲酒量でみると，日本酒3合（ビール1.5Lもしくは焼酎300 mLもしくはワイン6杯に相当；女性ではこの2/3量）以上を5年間毎日摂取している場合，断酒により離脱症状が現れる可能性が高まります．
> ● また，アルコール離脱の既往もリスクファクターの1つとなります．さらに，酩酊状態での転落や交通外傷，アルコール性膵炎，肝炎などアルコールが関連した外傷や疾患が入院の契機となったケースや，朝から飲酒，毎日連続飲酒しているケースでは，アルコール依存症の疑いとともに，入院後離脱症状が現れる可能性が高くなります．

せん妄はなぜ，どのように生じるのか

Q83 せん妄の原因となる準備因子，誘発因子，直接因子とは何ですか？

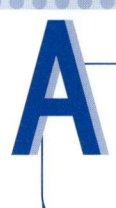

A 準備因子には患者さんの脆弱性など，誘発因子には環境的要素など，直接因子には疾患・生理学的異常・薬剤などがあります．これらの因子が複数重なり合い，せん妄が発症します．

●せん妄は複数の因子が影響して発症する

せん妄発症の因子は，直接因子，誘発因子，準備因子の3種類に分類されます（表1）．これらの複数の因子が重なり影響し合い，脳が興奮状態や活動低下状態になることで，せん妄の症状が発症します（図1）．脳内に生じるせん妄発生のメカニズムについてはQ84を参照ください．また，直接因子，誘発因子，準備因子についてはQ88～90でくわしく解説していますのでご参照ください．

表1 せん妄の3因子の特徴

分類	解説
直接因子	・その因子単独でせん妄を直接引き起こしうる疾患や生理学的異常，薬物など ・すでに発生している疾患で避けようがないものについては，ハイリスク患者さんのスクリーニングに重要 ・治療の可能な疾患や，中止・変更の可能な薬物は，医療者側の工夫によってある程度避けられる
誘発因子	・主に睡眠覚醒リズム障害を通してせん妄の発症を誘発する要因で，環境変化，極度の不安，疼痛・頻尿による不眠など ・医療者側の工夫によって，ある程度避けられる
準備因子	・患者さん自身がもともともっている，せん妄を発症しやすい脳の脆弱性 ・避けようがないが，ハイリスク患者さんのスクリーニングとして重要

準備因子
準備因子のみ認められた患者の割合 27%
→ 高齢，脳血管障害，認知症，既往歴（慢性疾患）など

誘発因子
直接因子はなく誘発因子が認められた患者の割合 18%
→ 入院・転室，心配事，ストレス，不確実な疼痛管理，睡眠障害，感覚遮断・過剰，身体拘束など

直接因子
直接因子が認められた患者の割合 55%
→ 薬剤の影響，糖代謝の異常，電解質バランスの異常，脳神経系の疾患，尿路・呼吸器の感染，侵襲度の高い手術・処置，低酸素血症，アルコール・薬物の離脱症状，新たな疾患の罹患など

↓
せん妄発症（150名）

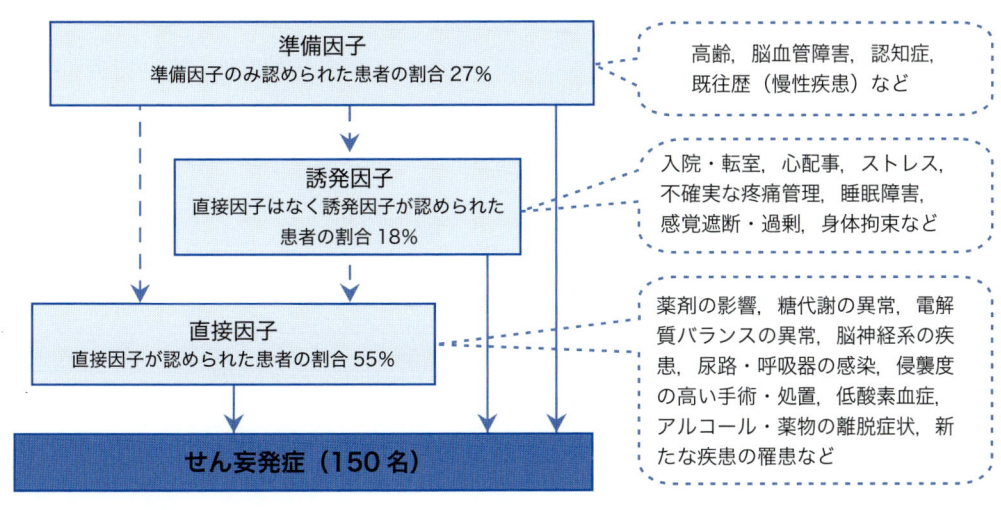

図1 せん妄発症と3因子の割合
[3因子の考え方：Lipowski Z. Delirium : Acute Confusional States, Oxford University Press，1990
%は一般病院でせん妄を発症した高齢者150名の調査より：一瀬邦弘編：精神化レビューNo.26，せん妄，p.5-15, ライフ・サイエンス，1998]

コラム　せん妄の準備因子-直接因子モデル

　せん妄の発症は，患者さんがもともともつ脆弱性や予備能などの「準備因子」と，有害性や侵襲度の高い刺激といった「直接因子」がどれだけ患者さんに加わるかによって，ある程度決まることがわかりました．その相互関係を図示したのが図1で，せん妄の準備因子-直接因子モデルといいます．

　たとえば，破線の矢印をつなぐ因子が組み合わさったケースでは，健康で「脆弱性」をほとんどもたない高齢者が，侵襲度の高い手術やICUへの入室など「有害性」の高い刺激を受けると，せん妄を発症する可能性を示しています．

　その一方，実線の矢印をつなぐ因子どうしが組み合わさったケースでは，重度の認知症や重症の疾患など，より重度な「脆弱性」をもつ高齢者が，睡眠薬1錠の内服という有害性が比較的低い「刺激」を受けることで，せん妄を発症する可能性を示しています．

　これらの因子が多いほどせん妄発症率が高くなります（表1）ので，因子のリスクの程度や因子の数の重なり具合から，せん妄発症リスクをアセスメントすることが大切です．

　準備因子は入院前に患者さんがすでにもっていることが多く，せん妄の発症リスクという視点でアセスメントし予測できるため，予防を努力するための根拠となります．直接因子は入院後に患者さんに新たに加わることが多いので，医師・看護師などが協力して，それらの因子をできるだけ取り除いたり，減らしたりする努力が重要です．

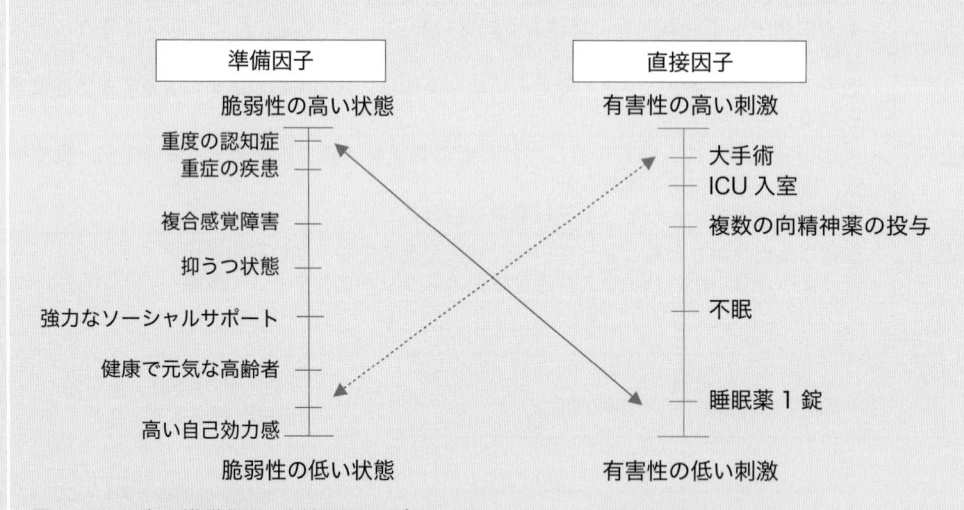

図1　せん妄の準備因子-直接因子モデル
[Inouye SK：Predisposing and precipitating factors for delirium in hospitalized older patients. Demen Geriatr Cogn Disord **10**（5）：393-400, 1999 より引用]

表1　せん妄リスクの因子数と発症率の関係

せん妄リスク*の因子数	0個（低リスク）	1～2個（中リスク）	3個以上（高リスク）
せん妄の発症率	3%	20%	59%

*準備因子；視覚障害，重篤な疾患，認知機能障害，高尿素窒素/クレアチニン比の4件
　直接因子；身体拘束，栄養障害，4種以上の薬剤処方追加，膀胱カテーテル留置，医原性事象の5件
[Inouye SK et al：Precipitating factors for delirium in hospitalized elderly persons. Predictive model and interrelationship with baseline vulnerability. JAMA **275**（11）：852-857, 1996 より引用]

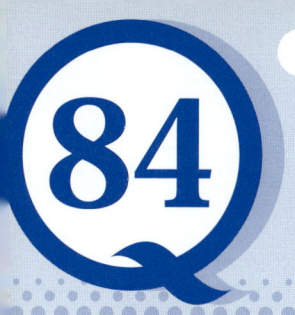

Q84 せん妄はどのようなメカニズムで発症するのですか？

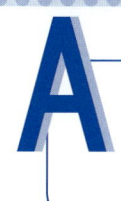

せん妄はなぜ，どのように生じるのか

A 準備因子，誘発因子，直接因子が複数重なり合い，脳の過剰興奮や活動低下を引き起こすことでせん妄は発症します．過活動型と低活動型で，メカニズムが異なります．

●せん妄には過活動型と低活動型がある

せん妄の症状の特徴から，大きく分けると過活動型と低活動型の2つのタイプがあります．過活動型は，動作性の活動量が増加する，患者さん自身で活動の制御ができない，落ち着きがない，徘徊するといった症状がみられ，低活動型は，活動量の減少，動作速度の低下，周囲の認識の低下，発語量の減少，発語速度の低下，無関心，覚醒水準の低下などがみられます（Q25参照）．また，過活動型と低活動型が混ざった混合型というのもあります．

●過活動型と低活動型でメカニズムは異なる

過活動型と低活動型の2つのタイプにより，発症のメカニズムは異なっています（図1）．過活動型せん妄は，主に直接因子や誘発因子によって大脳辺縁系が過剰に興奮することにより引き起こされます．一方，低活動型せん妄は，主に直接因子によって中脳・視床・皮質系の活動が低下することによって引き起こされます（くわしくはQ86を参照）．

●過活動型と低活動型の共通の因子

これらの2つのタイプを引き起こす直接因子・誘発因子には，共通するものも多くあります．たとえば，直接因子では鎮静系薬剤の用量の減量または中止による離脱の影響や中枢神経に作用する抗コリン性薬剤の影響，誘発因子では入院環境や治療状況，騒音・照明などによる睡眠覚醒リズムの障害などです．

●さまざまな因子が重なることで混合型が生じる

過活動型と低活動型に共通の因子や，そのほかにもさまざまな直接因子・誘発因子が重複する状況によって，過活動型と低活動型の間で症状が変動することもよくあります．すなわち，混合型せん妄となります．

●準備因子は辺縁系の過剰興奮を促進する

患者さんがせん妄を発症する前からもともともっている，脳の中枢神経機能の「脆弱性」（つまり準備因子）は，意識の変容の基盤にあり，辺縁系の過剰興奮や中枢・視床・皮質系の活動低下などを促進する可能性があります．

10章 あらためて，せん妄とは何か

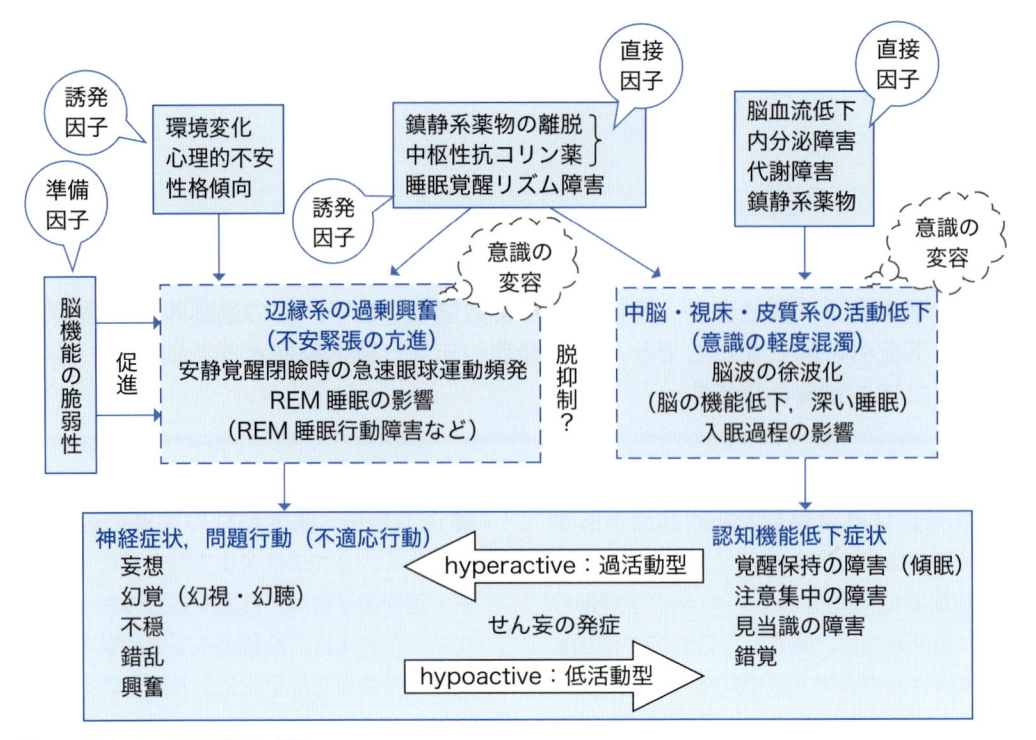

図1 せん妄の発生機序（説）
［一瀬邦弘：せん妄へのアプローチ．せん妄（精神医学レビュー26）（一瀬邦弘編），p.13，ライフ・サイエンス，1998より引用．吹き出しによる「準備因子」「誘発因子」「直接因子」および「意識の変容」は筆者が加筆した］

もっとくわしく

せん妄の発生機序の理解を深める

- 内科疾患の急性増悪や術後・クリティカルケア，または高齢者でせん妄が発症しやすくなる原因として，恒常性を保つ力，回復力・予備力が弱まっていることが挙げられます．そのため，心機能や呼吸機能，腎機能や肝機能の低下により，血流量や血圧，酸素分圧濃度，薬剤の血中濃度など，生理学的な変動がわずかであったとしても，その影響を脳が受けやすくなります．
- 脳卒中などによる脳血流の低下，低血糖や高血糖などの糖代謝異常，甲状腺ホルモンやインスリンなどの内分泌障害などによっても，意識の軽度混濁がもたらされます[1]．
- 不安緊張の亢進が強いと，妄想，幻覚，不穏，錯乱などの神経症状や問題行動が顕著にみられる過活動型のせん妄となります．一方，意識の混濁が強いと，覚醒保持や注意集中の障害，見当識の障害などがみられ，認知機能の低下を伴う低活動型のせん妄となります．

● 文献
1) 一瀬邦弘ほか：高齢者せん妄の特徴と診断．老年精神医学雑誌 **17**（6）：595-604，2006

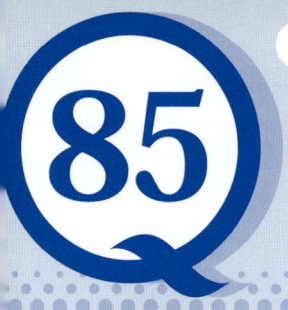

せん妄はなぜ，どのように生じるのか

Q85 せん妄が発症するとき，身体に何が起こっているのですか？

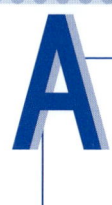

A せん妄が発症する際は，身体の中で薬剤による影響や内分泌の代謝異常，低酸素，脳血流障害など，生理学的な変動が起きていることが多くみられます．また，感染などの炎症反応による神経伝達物質の代謝異常もみられます．

●せん妄発症時は生理学的な変動がみられる

せん妄を発症する患者さんの身体の中では，薬剤の影響（Q91，92参照）のほか，内分泌の代謝異常，低酸素，脳血流障害など，生理学的な変動がよくみられます．

その背景には，加齢や疾患の影響による予備能の低下が挙げられます．腎機能や肝機能も含め，予備能の低下により，電解質の異常，血糖の変動，体温の変動，睡眠薬の投与などが，たとえわずかであったとしても，その変化に対して補正する力が低下しているため，生理学的な変動が脳に大きな影響を及ぼし，意識の変容をきたすことになります（Q86，87も参照）．

●炎症反応もせん妄発症の原因と考えられる

また，感染，骨折や受傷，あるいは手術後の創傷治癒といった過程で発生する炎症反応により，神経伝達物質の代謝が変化することが報告されています[1,2]．そのような神経伝達物質の代謝異常が，意識の混濁や，過剰な興奮の原因ともなります．

●薬剤による影響でせん妄が発症することもある

薬剤による神経伝達物質への影響では，抑制系のGABA（γアミノ酪酸）が減ってバランスが崩れ，興奮性のドパミンの作用が強くなる状態がつくり出されます．

●文献
1) van der Mast RC et al：Is delirium after cardiac surgery related to plasma amino acids and physical condition? J Neuropsychiatry Clin Neurosci **12**（1）：57-63, 2000
2) van der Mast RC et al：Serotonin and amino acids：partners in delirium pathophysiology? Semin Clin Neuropsychiatry **5**（2）：125-131, 2000

せん妄はなぜ、どのように生じるのか

Q86 せん妄が発症するとき、脳で何が起こっているのですか？

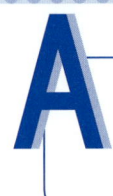

A 大脳辺縁系が過剰に興奮すると、不安や緊張が高まった状態の過活動型せん妄を呈するようになります。中脳・視床・皮質系の活動が低下すると、意識が軽度に混濁した状態の低活動型のせん妄を呈するようになります。

●脳の生理学的変動

Q85で解説したような生理学的変動が、脳における神経伝達物質の機能やバランスを悪化させ、大脳辺縁系の過剰興奮、もしくは、中脳・視床・皮質系の活動低下を引き起こし、前者は過活動型せん妄を、後者は低活動型せん妄を引き起こします。この両者について、さらにくわしくみていきましょう。

●大脳辺縁系の過剰興奮

大脳辺縁系が過剰に興奮すると、患者さんは不安や緊張が高まった状態となります。そうすると、レム（REM）睡眠のような「夢を見ている」状態の中で、交感神経刺激症状（心拍数の上昇や緊張など）や、周囲の環境や状況に適応できない不適応行動（いわゆる「問題行動」）が目立つようになり、過活動型せん妄を呈するようになります。

●中脳・視床・皮質系の活動低下

脳血流の低下、鎮静系薬剤の作用、抗コリン薬の作用などにより、中脳・視床・皮質系の活動が低下すると、意識が軽度に混濁します。そのときの脳波を測定すると、「深い眠り」を示唆するような「徐波」が現れます。これは、「極度に眠気のある」ような、認知機能が低下した状態と同じです。そうすると、意識を覚醒し保持することが困難になり、傾眠状態となったり、注意を集中することができなくなったりし、低活動型のせん妄を呈するようになります。

📝一口メモ せん妄発症時に「意識」の「中枢」で起きていること

人間の「意識」を司る「中枢」は、中脳から視床に投射している「中枢性コリン神経系」、あるいは「上行性脳幹網様体賦活系」とよばれる神経系です。抗コリン薬は、この系を遮断して機能を低下させてしまいますので、大脳は意識覚醒の水準が保てなくなってしまいます。そのため、傾眠や失見当、注意集中困難などが引き起こされ、意識混濁にいたります。

📝一口メモ 高齢者にせん妄が起きやすい理由

高齢者にせん妄が起きやすい理由の1つは、加齢の影響でアセチルコリン合成酵素が少なくなっており、もともとのアセチルコリンの産生が減っているからです。そのため、高齢者は若年者と比べると、抗コリン薬によってさらに意識障害を起こしやすくなります。

コラム　なぜ抗コリン作用薬でせん妄が生じやすいのか

①アセチルコリン合成の阻害でドパミンの作用が強まる

　抗コリン作用が強い薬剤が患者さんに投与された場合，患者さんの体内でアセチルコリンの合成が阻害されます．そうすると，抑制系の神経伝達物質であるGABA（γアミノ酪酸）の活性が低下します．しかし，興奮性の神経伝達物質であるドパミンの量は不変なため，活性が低下したGABAと比べるとドパミンの方が相対的に増えた状態になります．このようにして神経伝達物質のバランスが崩れ，精神的な興奮状態がつくり出されます．

②大脳基底核のコリン作動性ニューロンの機能不全

　認知症の既往や抗コリン性の薬剤投与量の増加があると，大脳基底核にあるコリン作動性ニューロンに機能不全がみられます．それが，せん妄の発症と深い関係にあることが報告されています．たとえば，コリン作動性ニューロンに機能不全のあるマウスを使った動物実験によると，マウスに急性の全身性炎症が加わると，コリン作動性の機能がさらに低下しせん妄が起きるという仮説を裏付けるデータが示されました[1]．

　そして，アセチルコリン・エステラーゼ拮抗薬であるドネペジルは，認知症の治療薬としても用いられていますが，マウスにおいて，コリン作動性機能を向上させ，コリン作動性の急性認知機能障害を軽減させることが示されました[1]．

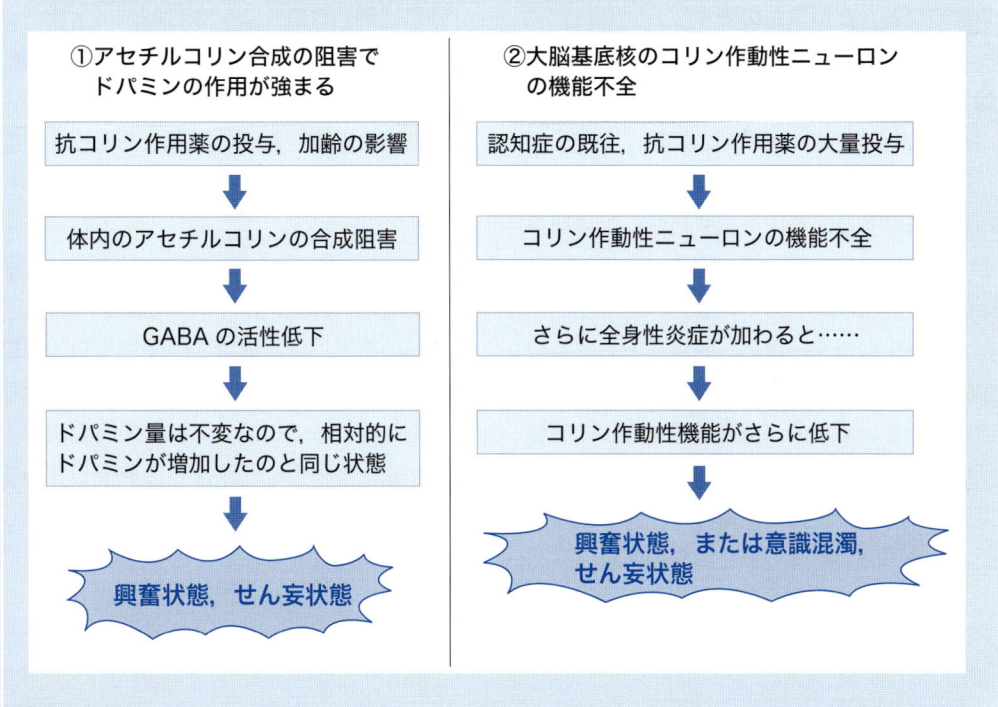

①アセチルコリン合成の阻害で ドパミンの作用が強まる	②大脳基底核のコリン作動性ニューロン の機能不全
抗コリン作用薬の投与，加齢の影響	認知症の既往，抗コリン作用薬の大量投与
↓	↓
体内のアセチルコリンの合成阻害	コリン作動性ニューロンの機能不全
↓	↓
GABAの活性低下	さらに全身性炎症が加わると……
↓	↓
ドパミン量は不変なので，相対的にドパミンが増加したのと同じ状態	コリン作動性機能がさらに低下
↓	↓
興奮状態，せん妄状態	興奮状態，または意識混濁，せん妄状態

●文献

1) Field RH et al : Prior pathology in the basal forebrain cholinergic system predisposes to inflammation-induced working memory deficits : reconciling inflammatory and cholinergic hypotheses of delirium. J Neurosci 32（18）: 6288-6294, 2012

せん妄はなぜ，どのように生じるのか

Q87 せん妄が発症するとき，細胞レベルで何が起こっているのですか？

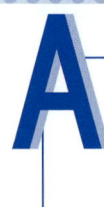

A 脳の細胞レベルでのせん妄発症のメカニズムについては，現在も研究途上にあります．その中でも炎症反応により，神経伝達物質の代謝異常が引き起こされたり，血液脳関門の破綻で毒物・薬物の影響を受けやすくなったりすることが，せん妄の原因と考えられています．

●脳の細胞レベルの病態生理

せん妄を発症した患者さんの脳を細胞レベルでみた病態生理として，主に次の2つの機序の関与が提唱されています．1つは「炎症反応の亢進により神経伝達物質の代謝がアンバランスになる」，もう1つは「血液脳関門の破綻により薬物や毒物の影響を脳が受けやすくなる」というものです．

●炎症反応の亢進により神経伝達物質の代謝がアンバランスになる

患者さんの身体にストレスフルで侵襲的な刺激が重なると，視床下部を経由した神経系や内分泌系の反応を介し，脳内の神経細胞は補体や炎症性サイトカインなどの炎症性因子をつくり出します．また，脳以外でも感染や生体侵襲反応，創傷治癒などの影響で炎症反応が起きている場合，免疫細胞を介して同様に炎症性因子がつくり出されます．これらの炎症性因子は，神経伝達物質の代謝や吸収など，神経細胞の働きの多くに影響を及ぼします．そうすると，脳内のシナプスにおける神経伝達物質の代謝にアンバランスが生じ，せん妄の状態が引き起こされる，という仮説が提唱されています[1-4]．

具体的には，セロトニンやドパミンなどの脳内神経伝達物質の代謝が正常から逸脱するため，コリン作動性の低下や，グルタミンの分泌過剰，セロトニンやGABA（γアミノ酪酸）の活動低下または活動亢進が起こります．このような状態が，せん妄の原因となるような意識の変容や意識の混濁をもたらす可能性があります[1-4]．

●血液脳関門の破綻により薬物や毒物の影響を脳が受けやすくなる

脳の血管には，血管内の薬物や毒物が脳実質に浸透しないよう，血液脳関門の機能がもともと備わっています．この血液脳関門の機能が脳血管障害などによって破綻してしまうと，血液中の薬物や毒物が脳実質に浸透し，せん妄が発生することがあります．

もっとくわしく

炎症とせん妄に関する生理学的な研究

①炎症反応により神経伝達物質の代謝異常が生じ，血漿アミノ酸の分布異常が起きる

心臓外科手術後のせん妄患者さんを対象にした研究によると，術後の炎症反応によって神経伝達物質の代謝異常が生じ，それが血漿中のアミノ酸の分布状況の異常として反映されることがあります．実際に，せん妄患者さんの血漿では，中性アミノ酸に対する総トリプトファンの比率が通常よりも低くなったり，フェニルアラニンの比率が高くなったりしていることが，報告されています[1-3]．

②炎症反応により血液脳関門機能が破綻し，薬物や毒物が脳に侵入しやすくなる

全身性炎症反応などがあると血液脳関門の機能が破綻してしまいます．たとえば，肝不全は炎症反応も強く出るため，血液脳関門の機能も障害されます．肝不全のために高アンモニア血症になると，血液循環に乗って脳内血管に運ばれたアンモニアは，血液脳関門を通過してしまい，脳がアンモニアの作用を受けて認知機能が障害され，肝性脳症によるせん妄が発生します[5]．

全身性炎症反応やアンモニアは，好中球顆粒減少を引き起こしたり，活性酸素を末梢循環に放出したりします．そして，最終的には活性酸素が血液脳関門を越えることになります．活性酸素もまた，せん妄の原因として関与している可能性が指摘されています[5]．

●文献
1) van der Mast RC et al：Is delirium after cardiac surgery related to plasma amino acids and physical condition? J Neuropsychiatry Clin Neurosci **12**（1）：57-63, 2000
2) van der Mast RC et al：Serotonin and amino acids：partners in delirium pathophysiology? Semin Clin Neuropsychiatry **5**（2）：125-131, 2000
3) Pandharipande PP et al：Plasma tryptophan and tyrosine levels are independent risk factors for delirium in critically ill patients. Intensive Care Med **35**（11）：1886-1892, 2009
4) 門司晃：精神疾患の神経炎症仮説．精神経誌 **114**（2）：124-133, 2012
5) Tranah TH et al：Systemic inflammation and ammonia in hepatic encephalopathy. Metab Brain Dis **28**（1）：1-5, 2013

コラム　炎症反応はせん妄の長期化・発症率の上昇と関係する

炎症反応とせん妄との関連を示唆する根拠がいくつかあります．重症患者さんのICU入室から48時間以内のプロカルシトニンやCRP（C反応性タンパク）の血漿レベルが高いと，せん妄や昏睡といった急性脳機能障害の期間が長期化するという関連が示されました[1]．また，重症患者さんがICUに入室する際，入室時のCRPレベルが高いほど，ほかの諸因子の影響を除いたとしても，せん妄の発症率が高いことが報告されています[2]．

文献
1) McGrane S et al：Procalcitonin and C-reactive protein levels at admission as predictors of duration of acute brain dysfunction in critically ill patients. Criti Care **15**（2）：R78, 2011
2) Zhang Z et al：Prediction of delirium in critically ill patients with elevated C-reactive protein. J Crit Care **29**（1）：88-92, 2014

せん妄はなぜ，どのように生じるのか

Q88 せん妄を起こす直接の原因にはどのような疾患がありますか？

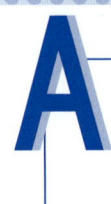

A せん妄は脳の機能が障害されて起こるため，中枢神経系の疾患や，脳の機能低下を引き起こす全身性の疾患が直接の原因となります．また，薬物の影響，アルコールの離脱などによっても，せん妄が引き起こされます．これらを直接因子といいます．

●せん妄発症を引き起こす直接の原因

せん妄の発症を引き起こす直接の原因を直接因子といいます．直接因子になりうる身体疾患を大きく分けると，①中枢神経系の疾患と，②全身性の疾患に分類できます．中枢神経系の疾患が脳機能を障害してせん妄を起こすのは理解しやすいと思います．表1に挙げた全身性の疾患についても，それらが全身のバランスを乱して脳機能にも影響を与え，せん妄を引き起こすイメージを持っていただけると幸いです．

身体疾患以外の直接因子としては，薬物の影響，アルコールの離脱が挙げられます．薬物の影響はQ91，アルコールの離脱はQ82でくわしく解説しています．

●直接因子は単一でなく原因特定がむずかしいこともある

実際のせん妄の症例では，直接因子が単一でなく複数かかわってくる場合や特定がむずかしい場合があります．また，貧血や電解質異常などが直接因子となる場合は，それらが慢性に経過している場合よりも急性に増悪した場合の方がせん妄を引き起こしやすいです．

直接因子は，身体症状として入院の原因となることも，入院後に，治療として患者さんに新たに加わることも多いので，症状と治療の関係をよく観察しましょう．

表1　せん妄の直接因子

①中枢神経系の疾患	②全身性の疾患	③そのほか
・脳血管障害：脳出血，くも膜下出血，脳梗塞など ・脳挫傷 ・脳腫瘍 ・低酸素脳症 ・感染症：脳炎，髄膜炎，神経梅毒，HIV脳症など ・てんかん	・代謝異常：低血糖，高血糖，尿毒症，肝不全，高アンモニア血症，電解質異常，ウェルニッケ（Wernicke）脳症など ・循環器・呼吸器の障害：心不全，心筋梗塞，呼吸不全，低酸素血症，ショック，CO_2ナルコーシスなど ・そのほか：甲状腺機能異常などの内分泌疾患，SLEなどの膠原病，熱傷，敗血症，悪性腫瘍，手術侵襲，貧血，脱水など	・薬物の影響 ・アルコール離脱 ・がんなどの終末期

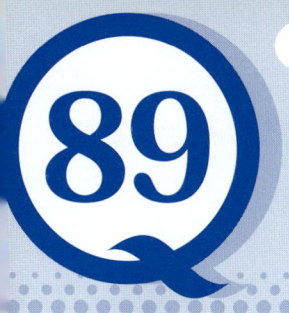

せん妄はなぜ、どのように生じるのか

Q89 せん妄を誘発してしまうのはどのような要因ですか？

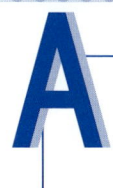

A 物理的な療養環境や身体処置，感覚刺激の変化や生活リズムの乱れによっても睡眠覚醒リズムが障害され，せん妄を誘発することがあり，これを誘発因子といいます．

●せん妄発症を誘発する要因

せん妄の発症を誘発する要因を誘発因子といいます．誘発因子は大きく分けて，表1のようになります．もっとも重要なのは環境要因です．大きな環境変化，安心や安全を感じられない環境，時間の流れや自分のいる場所を把握しづらい環境が一般的にせん妄を誘発しやすいと考えられています．

●各誘発因子は密接にかかわっている

ばらばらにみえますが，たとえば環境要因や身体要因，精神的要因が睡眠覚醒リズムの乱れにつながったり，感覚遮断が精神的要因につながったりと，各因子は密接にかかわっています．これらが重なると不眠や睡眠覚醒リズムの乱れから時間の感覚が失われたり，不動化や感覚遮断から周囲の情報が得づらくなり見当識障害を起こしやすくなったりし，せん妄を誘発しやすくなります．せん妄を起こしにくい環境調整は第6章をご覧ください．

表1 せん妄の誘発因子

1. 環境要因：①入院　②ICU　③不適切な明るさ　④騒音
2. 身体要因：①脱水　②低栄養　③痛み　④不動化（外傷，拘束，モニター，点滴，カテーテル，ドレーンなども含む）
3. 感覚遮断：①視力低下　②聴力低下　③面会制限
4. 睡眠：①不眠　②むずむず足症候群　③睡眠覚醒リズムの乱れ
5. 精神的要因：①心理的ストレス　②不安

など

MEMO 一口メモ　せん妄による不穏への対応が逆効果だった事例

患者さんがせん妄を起こし，不穏が強いとき，ベッド柵から手足が出ないようにとベッド四方を大きなマットでぐるりと囲んでいた例がありました．感覚遮断，不動化に加えて圧迫感から患者さんは強い不安を感じたのでしょう，かえって落ち着かなくなりました．

昼夜のわかりやすい，安心できる環境がせん妄を防ぐためには大切です．しかし迅速で確実な安全確保として最小限の拘束が必要な場面もあり，ガイドラインが求められています．身体拘束については第7章でくわしく解説していますので参照ください．

●文献
和田健：せん妄の臨床—リアルワールドプラクティス，p.42-47，新興医学出版社，2012

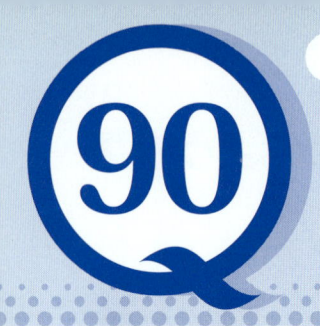

せん妄はなぜ，どのように生じるのか

Q90 せん妄が発症しやすい人はどのような人ですか？

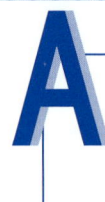

A 高齢者は若年者に比べるとせん妄を発症しやすく，加齢はもっとも重要な要因です．ほかに代表的なものとして，認知症のある人や脳血管障害の既往のある人もせん妄を発症しやすいといわれています．これらを準備因子といいます．

●脳の脆弱性はせん妄の準備因子

Q88の直接因子や，Q89の誘発因子があるからといって，必ずせん妄が生じるわけではありません．それらの因子によってせん妄を発症しやすいのは，脳の脆弱性がある場合です．脳の脆弱性となる要因を準備因子といい，表1のようなものがあります．

●高齢が準備因子とされる理由

高齢者がせん妄を発症しやすい理由としては，脳の加齢による機能変化，薬剤に対する代謝機能の低下などによるといわれています．もう少し詳しく説明しますと，加齢によって，腎機能や肝機能など予備能が低下しています．すると電解質の異常，血糖の変動，体温の変動，睡眠薬の投与など，たとえわずかであったとしても，その変化に対して補正する力が低下しているため，生理的な変動が脳に大きな影響を及ぼすことになります．

●認知症の基礎疾患がある場合は要注意

認知症があると高率にせん妄を起こしやすく，両者とも認知機能の低下を認めるため，せん妄の発症を認知症が進行したと判断してしまう場合があります．せん妄を見落とさないように症状や経過から，正しく鑑別して治療を行うことが重要です．

表1　せん妄の準備因子

- 高齢
- 認知症（アルツハイマー型認知症，脳血管性認知症など）
- 脳血管性障害の既往
- 糖尿病（血管の動脈硬化が進展することで脳の血流が悪くなる）

一口メモ

せん妄になったことがある人は，せん妄の準備因子を有している場合が多く発症する可能性が高いので，病歴を聴取するときに，準備因子に加えてせん妄の既往の有無を確認し，発症の予防を心がけましょう．

第11章

せん妄を
起こすくすり，
鎮めるくすり

Q91 せん妄を起こしやすいくすりには何がありますか？

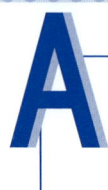

A さまざまな種類のくすりでせん妄発症の報告がなされています．その中でもとくにせん妄の発症頻度が高いくすりは，ベンゾジアゼピン系薬剤，麻薬性鎮痛薬，抗コリン作用を有する薬剤です．

●せん妄のくすりが原因の割合

せん妄を発症した入院患者さんのうち12〜39％がくすり単独の作用によるものとされています[1]．せん妄を引き起こす可能性があるくすりは表1のように多岐にわたります．

●せん妄が発症したら投与したくすりを確認

麻薬や向精神薬などの中枢神経に作用するくすり以外にも，さまざまなくすりがせん妄を引き起こす可能性をもっています．せん妄が発症した場合，投与したくすりが原因となっていないかをまず疑いましょう．とくにせん妄の発症頻度が高いと報告されているくすりは，ベンゾジアゼピン系薬剤と麻薬性鎮痛薬，抗コリン作用を有する薬剤です[1]．

表1　せん妄を引き起こす可能性がある薬剤[1,2]　　　　　　　　　　　　　　＊抗コリン作用を有する薬剤

向精神薬
催眠鎮静薬（ベンゾジアゼピン系薬剤＊など），抗痙攣薬（バルビツール酸系薬剤など），抗うつ薬（とくに三環系抗うつ薬＊），リチウム＊，抗精神病薬（フェノチアジン系薬剤＊），抗パーキンソン病薬（トリヘキシフェニジル＊，ビペリデン＊，レボドパ製剤など）
鎮痛薬
麻薬性鎮痛薬（モルヒネ＊），非麻薬性鎮痛薬，非ステロイド抗炎症薬：NSAIDs（アスピリン，インドメタシンなど）
抗アレルギー薬
抗ヒスタミン薬（とくに第1世代のヒドロキシジン＊，ジフェンヒドラミン＊など）
消化器系用薬
鎮痙薬（アトロピン＊，スコポラミン＊など），H_2ブロッカー（とくにシメチジン＊）
制吐薬
ジメンヒドリナート＊など
循環器系用薬
抗不整脈薬（ジソピラミド＊など），ジギタリス製剤＊，降圧薬（βブロッカー，メチルドパなど）
副腎皮質ステロイド
プレドニゾロン，コルチゾン，デキサメタゾンなど
そのほか
抗菌薬，抗ウイルス薬，筋弛緩薬，抗がん薬，免疫抑制薬，抗喘息薬など

もっとくわしく

薬剤性のせん妄が起こる原因は？

- せん妄の発症には，脳におけるアセチルコリンやドパミン，セロトニン，ノルアドレナリン，GABA（γアミノ酪酸）などの神経伝達物質の不均衡が関与しているといわれています（129ページ，コラム参照）．これらの神経伝達物質の活動性に影響を及ぼすことで薬剤性のせん妄が起こります．
- とくに薬剤性のせん妄の原因となりやすいのは，アセチルコリン作動性神経の活動性の低下とドパミン作動性神経の活動性の亢進です．

中枢神経に作用するくすりに注意する

- 中枢神経に作用し，精神状態や認知機能，睡眠覚醒リズムに影響を及ぼすくすりはせん妄をきたす可能性があります．これらのくすりでは使用開始時や増量時においてもせん妄の症状が現れていないか注意深く観察する必要があります．
- これらのくすりを長期にわたり連用していた場合，急な服用中止や減量によって離脱性のせん妄を引き起こすこともあります．

せん妄の治療に使用するくすりにも要注意

- せん妄は上述のように脳における神経伝達物質の不均衡によって起こります．せん妄の治療薬はこれらの不均衡を補正するために用いられますが，逆にせん妄を誘発したり増悪させる可能性があるので注意が必要です．

脂溶性が高いくすりに注意する

- 脂溶性*が高いくすりは水溶性のくすりに比べて，血液脳関門を通過しやすく脳に移行しやすいとされています．そのため，脂溶性が高い薬剤は，主たる作用が末梢をターゲットとしていても，せん妄を引き起こすことがあります．

*水に溶けにくく油に溶けやすい性質のこと

一口メモ 向精神薬とは

向精神薬とは，中枢神経に作用して，精神機能に影響をもたらす薬剤の総称です．その乱用の危険性と治療上の有用性により，第1種から3種に分類されています．また，向精神薬はその効用から，「抗精神病薬（メジャートランキライザー）」「抗うつ薬」「気分安定薬」「睡眠薬・抗不安薬（マイナートランキライザー）」「抗認知症薬」などに分類されます．

● 文献
1) Alagiakrishnan K et al : An approach to drug induced delirium in the elderly. Postgrad Med J **80**（945）：388-393，2004
2) 兼子幸一ほか：精神神経系─行動異常．日本臨牀 **65**（Suppl 8）：362-366，2007

せん妄を起こしやすいくすり

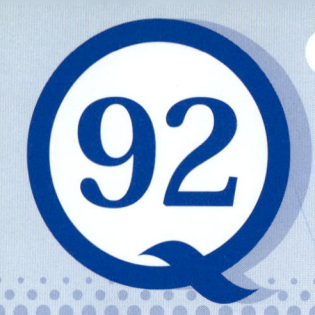

Q92 薬剤性せん妄を起こしやすいのはどんな患者さんですか？

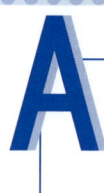

A 肝機能障害や腎機能障害，低アルブミン血症，脳の器質的障害，多剤の服用，高齢といった要因の患者さんは，薬剤性せん妄を起こしやすいといえます．

● 薬剤性せん妄にも患者側の要因がある

薬剤性せん妄の発症には，くすり側の要因だけでなく，薬剤を服用する患者側の要因も大きな影響を及ぼします．とくに，薬物動態学と薬力学の観点から以下の患者さんへのくすりの投与は注意しましょう．

① 肝機能障害，腎機能障害を有する患者さん

くすりの代謝排泄能が低下し，くすりが体内に蓄積しやすくなっています．

② 低アルブミン血症を有する患者さん

多くのくすりは血中ではアルブミンなどのタンパク質に結合していますが，結合していない（遊離型）くすりが薬効を示します．低アルブミン血症においては，血液中で遊離型のくすりが増加し，薬剤の効果が強く出ます．

③ 脳の器質的障害を有する患者さん

血液・脳関門（BBB）とは，薬物の血中から脳内への移行を制限する機能です．アミノ酸，グルコースなどは血液から脳内に選択的に輸送（移行）されますが，毒物・薬物などは血液脳関門を通りにくくなっています．炎症や感染，脳の損傷などでこの血液脳関門機能が破たんすると，くすりが脳内に移行しやすくなります．

④ 多剤を併用している患者さん

複数のくすりを併用している場合，相互作用によりくすりの作用が強まる可能性があります．

⑤ 高齢の患者さん

筋肉量の減少に伴い，相対的に脂肪の割合が増えるため，ベンゾジアゼピン系などの脂溶性の高いくすりが蓄積しやすくなります．さらに，高齢者は上記①〜④の状態を合併している可能性が高いので，とくに注意が必要です．

Q93 せん妄を起こしやすいくすり

ベンゾジアゼピン系薬剤はせん妄を起こすことがあるため使わない方がよいですか？

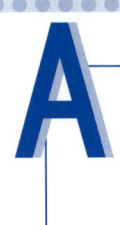

A ベンゾジアゼピン系薬剤をせん妄の原因・誘因となるような疾患や病態の患者さんに使うのは避けましょう．また，高齢者は生理機能の低下によりくすりの作用が強く出てしまうことがありますので，使用する際には少量から始めるとよいでしょう．

● そもそもベンゾジアゼピン系薬剤とは

ベンゾジアゼピン系薬剤の主な薬効は，抗不安・鎮静・催眠作用，筋弛緩・抗痙攣作用です．現在，抗不安薬や睡眠薬として用いられているほとんどのくすりは，化学構造上の特徴からベンゾジアゼピン系とよばれています．抗不安効果のより強いものを抗不安薬，催眠効果の強いものを睡眠薬とよび，作用時間の違いにより分類します（表1）．

● なぜベンゾジアゼピン系薬剤はせん妄を起こしやすいのか

ベンゾジアゼピン系薬剤は精神的・身体的に緊張を解くことで，リラックスさせる効果があります．しかし，精神的な緊張の低下は意識レベルの低下につながり，せん妄を誘発します．また，身体的な緊張の低下は，ふらつきや転倒の原因となります．Q92で述べているような薬剤性せん妄を起こしやすい患者さんには，ベンゾジアゼピン系薬剤を使うのはなるべく避けましょう．ただし，アルコール離脱せん妄の治療にはベンゾジアゼピン系薬剤を使用します（141ページ，コラム参照）．

● 高齢者ではとくに注意が必要

高齢者では生理機能の低下でくすりが蓄積しやすいだけでなく，睡眠薬に対する感受性自体が亢進しているといわれています．同じ量を投与しても若年者に比べて作用時間が長くなりやすく，日中の眠気，ふらつき，脱力などの症状が出やすくなります．日中の覚醒度が低下し，昼夜のリズムが崩れることで夜間せん妄の原因となる可能性もあります．高齢者にベンゾジアゼピン系薬剤を使用する際には，少量から始めるとよいでしょう．

MEMO 一口メモ　ベンゾジアゼピン系薬剤の持ち越し効果

作用時間の短いタイプの睡眠薬は体の中から排出されるのが早いので，翌朝の眠気やふらつきといった，いわゆる持ち越し効果（作用時間が，睡眠を中断期間として，覚醒後に継続すること）が少ない傾向があります．作用時間の長いタイプのくすりは効果が持続しますので，持ち越し効果が出現しやすくなります．

表1　代表的なベンゾジアゼピン系薬剤

ベンゾジアゼピン系抗不安薬		
短時間型	クロチアゼパム（リーゼ®） エチゾラム（デパス®）	
中間型	ロラゼパム（ワイパックス®） ブロマゼパム（レキソタン®，セニラン®） アルプラゾラム（ソラナックス®）	
長時間型	ジアゼパム（セルシン®，ホリゾン®） クロキサゾラム（セパゾン®） クロルジアゼポキシド（コントール®，バランス®）	
超長時間型	ロフラゼプ酸エチル（メイラックス®）	
ベンゾジアゼピン系睡眠薬		
超短時間型	ゾルピデム＊（マイスリー®） ゾピクロン＊（アモバン®） トリアゾラム（ハルシオン®）	
短時間型	ブロチゾラム（レンドルミン®） ロルメタゼパム（エバミール®） リルマザホン（リスミー®）	
中間型	フルニトラゼパム（ロヒプノール®，サイレース®） ニトラゼパム（ベンザリン®，ネルボン®） エスタゾラム（ユーロジン®）	
長時間型	クアゼパム（ドラール®） フルラゼパム（ベノジール®）	

＊非ベンゾジアゼピン系：構造はベンゾジアゼピン系ではないが，作用機序が同じ．

一口メモ　非ベンゾジアゼピン系薬剤は何が違うのか

非ベンゾジアゼピン系睡眠薬とよばれるゾルピデム（マイスリー®）は，筋弛緩作用が弱いという点で，筋力の低下によりふらつきや転倒に注意が必要な高齢者に使用しやすいとされています．しかし，催眠作用による意識レベルの低下はせん妄の誘因となりえますので注意が必要です．

●文献
1）日本総合病院精神医学会 薬物療法検討小委員会編：せん妄の治療指針，p.12-15，星和書店，2005

コラム　アルコール離脱せん妄とベンゾジアゼピン系薬剤

●アルコール離脱せん妄にベンゾジアゼピン系薬剤を単剤使用する理由

　ベンゾジアゼピン系薬剤はせん妄を誘発しやすいのですが，アルコール離脱せん妄の治療にはベンゾジアゼピン系薬剤を単独で使用します．それは，以下のようなアルコール離脱せん妄のメカニズムに依っています．

①アルコール依存症者では，脳内の抑制系神経GABA（γアミノ酪酸）ニューロンが常にアルコールにさらされているため，アルコールが入った状態で下流の興奮系ニューロンをちょうどよく制御するように機能が変化しています．

②急激にアルコールを断酒してしまうと，GABAニューロンの働きが停止してしまい，その支配を受けている下流の興奮系ニューロンが著しく活性化し，振戦・発汗（アドレナリン系），不安焦燥（セロトニン系），幻覚（ドパミン系）が生じます．これが離脱せん妄の病態です．

　そこで，治療として，GABAニューロンに作用するベンゾジアゼピンを用いて，アルコールの役割を置換します．これがベンゾジアゼピン置換療法です．すると，GABAニューロンがすみやかに作用を再開し，下流の興奮系ニューロンにブレーキが掛かり，②のような症状が収まります．

●興奮や幻覚が強い場合

　アルコール離脱症状の初期に気づいた場合は，外来でベンゾジアゼピン系薬剤を予防投与することで，せん妄の発症を阻止できることがありますが，多くは，興奮や幻覚が強く大暴れの状態でせん妄発症に気づくことになります．その場合は，抗精神病薬を併用せざるをえません．

●せん妄ケアの対象として，アルコール離脱は特殊である

　アルコール離脱は，せん妄としてみた場合，病態としても治療としても特殊です．ベンゾジアゼピン投与も必須ですが，それ以上に，バイタルサインのモニタリング，ビタミンB1大量投与，血糖・電解質補正などの救急処置が求められます．また，その激しい症状から精神科病棟管理になることも多いのです．

Q94 せん妄を鎮めるくすりには何がありますか？

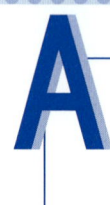

A せん妄に対する薬物療法には，主に抗精神病薬が使用されます．内服では非定型抗精神病薬のリスペリドン，注射薬では定型抗精神病薬のハロペリドールなどがよく使用されています．低活動型せん妄の場合は，抗うつ薬の1種であるミアンセリン（テトラミド®），トラゾドン（デジレル®）も用いられる場合があります．

●過活動型せん妄の主なくすりはハロペリドールとリスペリドン

ハロペリドールとリスペリドンを用いたせん妄治療の無作為試験によれば，両剤とも有意にせん妄を改善し，同等の有効性が認められています．しかし，ハロペリドールの方がパーキンソン様症状や不随意運動などの錐体外路障害の発症が多く，リスペリドンの方が使用しやすい薬物であることが示唆されています[1]．興奮などが著しく内服が困難な場合には，静脈内注射であるハロペリドールは重要な選択肢です．

●せん妄に用いるほかのくすり

臨床的にはリスペリドンがよく使用されますが，そのほかにもペロスピロン，クエチアピン，オランザピン，ブロナンセリン，アリピプラゾールなどの非定型抗精神病薬があり，それぞれにせん妄に対する使用の報告があります．しかし，耐糖能異常，悪性症候群，無顆粒球症といった副作用があるため慎重な使用が求められます．患者さんの興奮が激しく鎮静が必要な場合には，ベンゾジアゼピン系薬剤の非経口投与が行われることもあります．

一口メモ 治療目標はあくまでも患者さんの意識状態の改善

●せん妄治療の原則は3つの因子，①直接因子，②誘発因子，③準備因子を除去するまたは最小にすることです．薬物療法はあくまで対処療法であり，検査・治療の際に行う数時間単位の鎮静，数日単位の精神症状の治療，睡眠–覚醒リズムを整えることを目的に行われます．薬物によって眠らせるだけではせん妄の改善につながりません．患者さんの意識清明な状態への改善があくまでも治療目標です．

●文献
1) Han CS, Kim YK : A double-blind trial of risperidone and haloperidol for the treatment of delirium. Psychosomatics 45（4）: 297-301, 2004

表1　内服可能なせん妄への定期投与①　従来から用いられている向精神薬

向精神薬	高齢者に対する最適用量/日	備考
チアプリド（グラマリール®）	50〜75 mg	・日本で唯一保険適用 ・脳梗塞後遺症（攻撃的行為，精神興奮，徘徊，せん妄）の改善
ハロペリドール（セレネース®など）	0.5〜2 mg	・投与法が豊富 ・心循環系への安全性が高いが錐体外路系の副作用がでやすい
ミアンセリン（テトラミド®）	10〜30 mg	・心機能障害が少ない ・睡眠リズムの改善 ・抗うつ効果・低活動型せん妄に
トラゾドン（デジレル®）	25〜100 mg	・心機能障害が少ない ・睡眠リズムの改善 ・抗うつ効果・低活動型せん妄に

※睡眠導入薬（特に超短時間型）はせん妄誘発性があり，通常，単剤では用いない．

表2　内服可能なせん妄への定期投与②　第2世代抗精神病薬の高齢者に対する初回量・維持用量（/日）

非定型抗精神病薬	高齢者に対する初回量	高齢者に対する維持用量	備考
リスペリドン（リスパダール®）	0.5〜2 mg	0.5〜3 mg	・2003 Expert Consensus Guidline で推奨
オランザピン（ジプレキサ®）	2.5〜5 mg	5 mg 前後	・NICE 2010 で推奨 ・睡眠・食欲改善 ・糖尿病で禁忌
クエチアピン（セロクエル®）	25〜50 mg	50〜100 mg	・睡眠リズムの改善 ・錐体外路症状が少ない ・起立性低血圧が多い ・糖尿病で禁忌
ペロスピロン（ルーラン®）	4〜8 mg 前後	4〜8 mg 前後	・半減期が短い ・睡眠リズムの改善

※せん妄に対してはすべて保険の適用外使用．認知症に対して死亡の相対リスクを上昇させる可能性あり．本人，家族への使用同意が必要（とくに家族に対して）．
※NICE：National Institute for Health and Clinical Excellence，英国国立医療技術評価機構．種々の良質な医療ガイドラインを作成している政府機関．

一口メモ　せん妄に保険適用のある薬剤

●初期の鎮静やアルコール離脱せん妄にベンゾジアゼピン系薬剤を単独で使う場合を除いて，せん妄に対する薬物療法の中心は抗精神病薬です．実際の臨床では主に抗精神病薬が用いられていますが，日本では，せん妄に保険適用のある薬剤はチアプリド（厳密には「脳梗塞後遺症に伴うせん妄」）のみです．

せん妄を鎮めるくすり

Q95 メジャートランキライザーって何ですか？

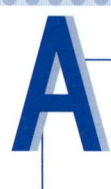

A メジャートランキライザーとは，抗精神病薬のことです．主に統合失調症の治療に用いられる薬剤で，『定型』『非定型』の2種類に分類されます．現在では，うつ病や双極性障害，神経症，不眠症などの治療にも用いられています．

●過剰に興奮した脳内の神経活動を鎮める

メジャートランキライザーは，幻覚・妄想などの原因であるドパミンやセロトニンなどの神経伝達物質の受容体を遮断することにより，過剰に興奮した脳内の神経活動を鎮静させます．そのため，せん妄時に起こる強い精神運動発作や幻覚・妄想に対しても効果があると考えられています．

しかし，投与する際は過鎮静，パーキンソン症状，アカシジアなどの副作用の発症に注意が必要です．

●患者さんの状況に応じた剤形を選ぶ

メジャートランキライザーは，現在，錠剤だけではなく口腔内崩壊錠や細粒，液剤，持続性注射剤などさまざまな剤形があります（表1）．患者さんの状況に応じた剤形を選ぶことが大切です．

口腔内崩壊錠とは，口腔内で唾液によってすみやかに溶ける錠剤で，飲水や咀嚼の必要なく服用できます．すみやかに溶けることから即効性があると考えられがちですが，治療効果や作用時間は錠剤と同じです．

内用液は，原液に特有の苦みがあるものもあるため，患者さんと相談，説明のうえ，飲料に混ぜて希釈し，飲みやすくして用いることもあります．ただし，非同意投与にならないように十分注意してください．また，希釈できない飲料や薬剤もありますので注意してください．

表1 せん妄治療で使用される抗精神病薬の剤形

一般名	ハロペリドール	リスペリドン	オランザピン	アリピプラゾール
商品名	セレネース®	リスパダール®	ジプレキサ®	エビリファイ®
剤形	内用液	内用液 口腔内崩壊錠	口腔内崩壊錠	内用液 口腔内崩壊錠
特徴・注意点	・錐体外路症状が出やすい	・腎排泄のため腎機能障害での使用は要注意 ・内用液は茶葉抽出飲料（緑茶，烏龍茶，紅茶など）やコーラと混合不可	・糖尿病および糖尿病の既往歴がある場合は禁忌	・糖尿病および糖尿病の既往歴がある場合は慎重投与 ・内用液は水道水（煮沸していないもの），茶葉抽出飲料（緑茶，烏龍茶，紅茶など）や味噌汁，硬度の高いミネラルウォーターと混合不可

せん妄を鎮めるくすり

Q96 抗精神病薬で定型・非定型とは何ですか？

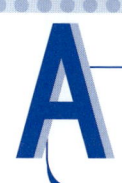

A 抗精神病薬（メジャートランキライザー）のうち，従来から使用していたくすりを「定型」，副作用軽減のため開発されたくすりを「非定型」といいます．

●定型抗精神病薬の作用と特徴

抗精神病薬は，さまざまな脳内神経伝達物質のうち主にドパミンの D_2 受容体を遮断することにより精神病症状を緩和します．定型抗精神病薬はドパミン D_2 受容体への親和性が非常に高く，抗精神病作用は強いものの錐体外路症状を主とする副作用が頻発することが問題となっていました．

●非定型抗精神病薬の作用と特徴

そこでドパミン D_2 受容体への親和性が比較的低く，ほかの脳内神経伝達物質の受容体へも作用するという新たな性質を持つ非定型抗精神病薬が開発されました．これらの薬物はそれぞれの性質の違いから，SDA（serotonin dopamine antagonist：セロトニン–ドパミン–アンタゴニスト），MARTA（multi acting receptor targeted antipsychotics，多元受容体標的化抗精神病薬），DSS（dopamine system stabilizer，ドパミン部分作動薬）の3つに分類されます．せん妄の治療薬として用いられるものを表1に示します．

非定型薬は定型薬よりも錐体外路症状が生じにくい一方，食欲増進や体重増加，血糖値上昇，起立性低血圧といった新たな副作用が散見されることがあります．

一口メモ 「定型」，「非定型」以外の表現

抗精神病薬の名称分類として「定型」は「第1世代」または「従来型」，「非定型」は「第2世代」または「新規」と表記される場合があります．

一口メモ トランキライザーとは

トランキライザーとは精神状態を安定させる性質をもつ薬物の総称です．メジャートランキライザーは強力精神安定剤，マイナートランキライザー（睡眠薬・抗不安薬）は緩和精神安定剤という言葉で使われてきましたが，これらは作用の強弱によって分類されるものではなく，薬理作用が異なるものです．メジャートランキライザーは，常用量では催眠作用や麻酔作用をもたず，かつ身体依存も精神依存も示さないという特徴をもちます[1]．

●文献
1) 佐藤光源ほか編：統合失調症治療ガイドライン，p.114，医学書院，2004

表　代表的な定型抗精神病薬と非定型抗精神病薬

分類		一般名	商品名	剤形	特徴
定型抗精神病薬		ハロペリドール	セレネース®	錠剤	・ドパミン受容体の遮断作用が高い ・鎮静作用が強い ・錐体外路症状が出現しやすい ・注射剤があるため，内服できない場合も使用が可能
				散剤	
				液剤	
				注射剤	
				持効性注射剤	
非定型抗精神病薬	SDA	リスペリドン	リスパダール®	錠剤	・ドパミン受容体への親和性が比較的高い ・錐体外路症状が比較的出現しやすい ・（リスペリドン）内服薬にさまざまな剤形がある
				散剤	
				液剤	
				口腔内崩壊錠	
				持効性筋注剤	
				散剤	
		ペロスピロン	ルーラン®	錠剤	
	MARTA	オランザピン	ジプレキサ®	錠剤	・さまざまな神経伝達物質受容体へ作用を示す ・食欲増進，体重増加，血糖値上昇が認められる ・糖尿病患者さんへの使用は禁忌 ・錐体外路症状の出現頻度は比較的低い ・（オランザピン）さまざまな剤形がある
				散剤	
				口腔内崩壊錠	
				即効性筋注剤	
		クエチアピン	セロクエル®	錠剤	
				散剤	
	DSS	アリピプラゾール	エビリファイ®	錠剤	・ドパミン受容体刺激作用も有する ・錐体外路症状が比較的出現しにくい
				散剤	
				口腔内崩壊錠	
				液剤	

SDA（serotonin dopamine antagonist：セロトニン-ドパミン-アンタゴニスト）
MARTA（multi acting receptor targeted antipsychotics，多元受容体標的化抗精神病薬）
DSS（dopamine system stabilizer，ドパミン部分作動薬）

［各薬剤添付文書を参考に作成］

せん妄を鎮めるくすり

Q97 鎮静薬を使うタイミング，解除のタイミングはどう考えればよいですか？

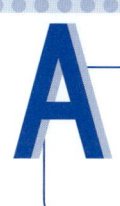

A 興奮が強い場合は，患者さん自身や医療スタッフの安全を確保するため鎮静薬の使用が勧められます．せん妄の症状が収束して数日から1週間程度の継続投与を行った後，漸減後中止します．

●まずは非薬物治療の可能性をさぐる

せん妄の治療において，身体的・環境的要因の調節，誘因となっている薬剤の中止や減量により症状の改善が得られる場合も多いので，安易に薬剤投与を開始するのは避けましょう．しかし，せん妄の原因の同定が困難であったり，重篤な身体疾患により原因の除去が困難な場合は，対処療法として薬物治療を行います．

●激しい興奮で注射がむずかしい場合

興奮が激しい患者さんに対して鎮静薬を注射することは，患者さんに不快感を与えるだけでなく興奮をさらに悪化させしまうことがあります．また，医療スタッフにとっても危険が多いのでできる限り避けたほうがよいでしょう．

●錠剤での服薬がむずかしい場合

内服で鎮静薬を投与する際，飲み込むまでに時間がかかったり，錠剤を吐き出してしまったり，口の中に隠して飲んだふりをするなど服薬を拒否することも少なくありません．このような場合は，水がなくても内服できる液剤や口腔内崩壊錠が有効です（Q95参照）．

●せん妄の改善が得られたら

鎮静薬の長期使用は副作用発症のリスクがあるため，せん妄の改善が得られたら鎮静薬を漫然と使用し続けないことが大切です．

●文献
日本総合病院精神医学会 薬物療法検討小委員会編：せん妄の治療指針，星和書店，2005

せん妄を鎮めるくすり

Q98 せん妄状態が落ち着いている日は，くすりを使わなくてもよいですか？

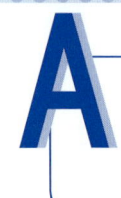

A せん妄に用いられる薬剤は一般的に抗精神病薬です．症状の改善が得られても急に投薬を中止せず，薬剤を徐々に減量し中止します．その際に症状の改善を正しく判断し，再発防止に努めることが重要です．

●薬剤の効果の見極めが重要

薬剤の中止時期を決定するために，薬剤の効果で状態がよくなっているのか，せん妄自体が改善したのかを正しく見極める必要性があります．病態の評価としては，せん妄症状のモニタリング（夜間の状態）および内服の可否（嚥下能力，内服可否）です．せん妄症状が改善し状態がほぼ安定した日から数日経過後，薬剤を徐々に減量し中止を検討します．

●認知症がある場合

認知症がなければ数日で漸減後中止，用量が少ない場合は頓服へ変更し，認知症がある場合は行動異常に注意しながら慎重に用量を調節します．

●抗精神病薬の作用

抗精神病薬はドパミン D_2 受容体を遮断することで，抗精神病作用をもたらすと考えられていますが，そのほかの受容体にも遮断作用をもっています（Q95 参照）．

●抗精神病薬の長期服用の問題点

抗精神病薬の長期使用による問題点として，ドパミン D_2 遮断作用によるアカシジア，錐体外路症状，嚥下困難，もっとも重篤な副作用である「悪性症候群」が生じることがあります．

●長期服用の抗精神病薬の急激な中止・減量の問題点

長期にわたって服用していた抗精神病薬の急激な中止・減量は，ドパミン D_2 以外（多くはムスカリン受容体遮断作用）の解除により，不眠，不安，不穏，腹部症状などが生じますこれを離脱症状（禁断症状）といいます．

一口メモ　悪性症候群

持続的な 37.5 度以上の発熱，筋強剛・振戦などの錐体外路症状，意識障害，頻脈・血圧上昇・発汗などの自律神経症状を特徴とし，血液データで CPK（クレアチンフォスホキナーゼ）の上昇（典型的には万単位）や白血球増多，ミオグロビン尿などを認める病態です．適切な処置をしないと，腎不全などで死亡する場合があります．過剰なドパミン D_2 遮断によって生じると考えられますが，全身状態が悪い患者さん，脳障害のある患者さん，抗精神病薬の非経口投与，大量投与などが誘因となることが知られています．診断後は，ただちに原因薬剤を中止し，補液などを行い，腎機能を評価し，ダントロレンナトリウムの点滴などを行います．場合によっては透析を行って，腎不全に対処することもあります．

薬剤の副作用をみる

Q99 せん妄の症状が薬剤による副作用なのかを見極めたいときはどうすればよいですか？

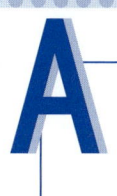

A せん妄の原因となる薬剤が投与されていないかをチェックしましょう．その際，疑わしい薬剤の服用の時期や期間，服用量の確認がポイントとなります．

●まずは投与されている薬剤をチェック

薬剤はせん妄の直接因子であり，せん妄がみられた場合，せん妄の原因となりうる薬剤が投与されていないかを疑う必要があります．せん妄の症状か薬剤の副作用かわからない場合，せん妄を起こしやすい薬剤が投与されていたかチェックするとよいでしょう．せん妄を起こしやすい薬剤についてはQ91に示してあります．

●服用時期

さらにここでは，薬剤の服用期間とせん妄の出現について表1にまとめました．

●服用量

高用量でせん妄を起こしやすくなる薬剤が多いとされています．また麻薬性鎮痛薬（モルヒネなど）や副腎皮質ステロイドなどの増量時には注意が必要です．一方，パーキンソン病治療薬などでは常用量でも起きることが知られています．

●そのほかの因子

常用量であっても，高齢である場合，肝・腎機能が低下している場合，薬剤の相互作用（たとえばシメチジンと三環系抗うつ薬との併用でリスクが上昇する）などによりせん妄のリスクが増すと考えられています．

表1 服用時期に応じてせん妄が発症する薬剤

せん妄が発症する服用時期	薬剤
服用開始から数日	H_2ブロッカー（ファモチジン，ラニチジン），抗パーキンソン病薬（トリヘキシフェニジル，ビペリデン）など，抗不安薬，睡眠薬（ベンゾジアゼピン系，バルビツール酸系）
服用開始後30〜60日	副腎皮質ステロイド
服用中止後*	ベンゾジアゼピンやバルビツール酸系の注射薬

*長期投与後に急に服用を中止するとせん妄が起きる可能性あり．

●文献
1）柴田敬祐ほか：高齢者せん妄を誘発する物質と薬物．老年精神医学雑誌 **17**（6）：610-615，2006
2）樋山光教：せん妄を引き起こす薬剤をチェックする．薬局 **56**（3）：1577-1585，2005

薬剤の副作用をみる

Q100 せん妄を起こすので本当はこのくすりは使いたくないと思っても，医師から投薬指示が出てしまって困っています．そのような場合，どうしたらよいですか？

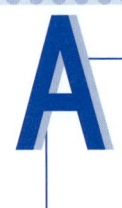

A まず現状を知ってもらうことが大切です．当該患者さんにどれだけのせん妄リスク（発症要因）があるのか，そのくすりがどれほどのリスクがあるのか，十分にアセスメントし詳細に報告したうえで，その対策を相談し提案しましょう．

●まずは評価を統一する

せん妄の発症要因は直接因子，誘発因子，準備因子に分類され，これら多因子の関与が，せん妄の評価・治療を複雑化し，理解を困難にしています（Q83参照）．スクリーニングツール（Q24参照）を用いることにより，経験や個人による評価のばらつきは抑えられ，スタッフ間においてリスクを把握しやすくなります．

●病棟薬剤師に相談する

薬剤の評価とその対応策は病棟薬剤師に相談しましょう．せん妄の発症要因のうち，薬剤は直接因子に含まれもっとも重要な原因の1つです．薬剤性せん妄では，原因薬剤の使用がせん妄を引き起こすことはもちろん，併用薬との薬物間相互作用が原因薬剤の作用を増強することにより，せん妄が出現する場合もあります．また，高齢者では薬剤の吸収・分布・タンパク結合・肝代謝・腎排泄が変化するため，患者さん個々において薬物動態学的な評価が必要となります[1]．

●せん妄ケアチームに相談する

せん妄ケアチームに相談することも重要なことです．せん妄ケアチームと病棟スタッフの連携により，環境因子の調整など，当該患者さんにとってよりよい対策が得られるでしょう．また，精神科のある総合病院であれば，精神科専門医へのコンサルトを依頼しましょう．重症せん妄患者さんの対応だけではなく，せん妄リスクのある薬剤を服用している周術期の患者さんであれば，専門医に術前評価を依頼することも1つの方法です．

一口メモ

せん妄は，せん妄ケアチームなど複数の専門職がかかわって取り組まないと解決できません．医療チームとしての見解を示すことで，その提案は受け入れられやすく，医師のせん妄に対する意識や理解は変わってくるはずです．

●文献
1）千葉茂ほか：高齢者のせん妄と非定型抗精神病薬．老年精神医学雑誌 **18**（7）：729-738，2007

コラム　なぜ抗精神病薬は高齢者に使いにくいのか

- 高齢者では腎臓や心臓などの内臓機能の予備能力が，若い人に比べて低下してきているので，腎不全や心不全を起こさないように注意しながらくすりを調整します．同様に高齢者ではドパミン神経予備能が少ないので，ドパミン神経機能不全を起こさないよう，抗精神病薬を使用したい場面でも極力控えるか，使用しても極少量にとどめる必要があります．
- ドパミン神経細胞は，運動を制御する中脳黒質から線条体に投射され，ある一定限度（若年健常者の50〜70％）まで減らないと，寡動や筋強剛などの錐体外路症状が出現しないとされています[1]．このドパミン神経は，健常者でも成人後，加齢とともに10年で5〜10％ずつ減少していくことが画像研究などから明らかになっています[2,3]．したがって，ドパミン受容体を遮断する抗精神病薬を同じ用量で使用しても，加齢に伴って錐体外路症状が出現しやすくなるのです．

- 文献
1) Cheng HC et al : Clinical progression in Parkinson disease and the neurobiology of axons. Ann Neurol 67（6）: 715-725, 2010
2) Kazumata K et al : Dopamine transporter imaging with fluorine-18-FPCIT and PET. J Nucl Med 39（9）: 1521-1530, 1998
3) Troiano AR et al : Dopamine transporter PET in normal aging : dopamine transporter decline and its possible role in preservation of motor function. Synapse 64（2）: 146-151, 2010

コラム　ベンゾジアゼピン系薬剤がせん妄を起こしやすいしくみ

- ベンゾジアゼピン系薬剤によるせん妄の発症として，以下のことが考えられます．
  ①せん妄発症のメカニズムの1つに睡眠覚醒リズムの乱れ，睡眠の質の低下（深い睡眠相の短縮と浅い眠りの増加，途中覚醒増加）があります．
  ②高齢者では，健康でも生理的に睡眠の質の低下状態にあります（認知症では，さらに睡眠リズムが崩れています）．
  ③ベンゾジアゼピン系薬剤を用いると，深い眠りが短縮し，途中覚醒が増えます（精神神経学雑誌，1982）．
- よって，高齢者＋浅眠断眠が生じやすい医療環境にベンゾジアゼピン系薬剤が加わることで，せん妄発症のトライアングルができてしまい，せん妄惹起にいたりやすいのです．
- 付け加えて，ベンゾジアゼピン系による不十分な鎮静は，むしろ前頭葉機能の脱抑制を引き起こし（ちょうどほろ酔い加減の酔漢の行動を思い浮かべてください），かえって原始的，短絡的な行動を引き起こすことがあります．

コラム　せん妄の薬剤鎮静を安全に実施するために

- せん妄の薬剤鎮静は、せん妄の病態の回復にとっては諸刃の剣です。しかし、患者さんの安全を図り、原疾患のすみやかな検査・治療・ケア、術後の合併症防止、周囲との穏やかな交流を図るためには、その選択や方法、手技に習熟しておく必要があります。
- 表1のように、せん妄に対する向精神薬使用には、初期鎮静と定期投与、内服の可不可によって、4通りのパターンがあります。また過活動型、低活動型でも、使用する薬剤は異なります。一律に注射ではないことを理解しましょう。

表1　内服の可不可の状況による初期鎮静および定期投与方法

状況	初期鎮静	定期投与
内服不可能 ①身体状態で服薬できない場合 ②興奮・拒絶が強い場合	バイタルモニター下にベンゾジアゼピン、ハロペリドールの静脈内注射	ハロペリドールの点滴静注
内服可能	リスペリドン内用液 オランザピン口腔内崩壊錠	①過活動型せん妄 　抗精神病薬単剤療法 ②低活動型せん妄 　ミアンセリン、トラゾドン

※ほとんどすべての薬剤は適応外使用であることに注意してください。

- 一般病棟で緊急性の高い切迫した精神運動興奮状態を呈したせん妄患者さんに対して行われることのあるベンゾジアゼピン静注方法については注意が必要です。高齢者や全身状態の不安定な患者に行うと、呼吸抑制などの合併症を引き起こす可能性が高くなります。そのため、直ちに非経口投与を選択するのではなく、向精神薬の内服の可能性を探るべきであり、そのうえでベンゾジアゼピン静注方法の実施を、利益と危険性を勘案して慎重に判断し、安全性を最大限確保した手順や環境下で実施する必要があります。
- 表2は、ベンゾジアゼピン静注方法について、千葉大学医学部附属病院多職種せん妄ケアチームによって作成された共通研修資料から抜粋しました。
- まず注意点は、ベンゾジアゼピン注射薬のせん妄への使用は適応外であることです。たとえば、フルニトラゼパム（サイレース®、ロヒプノール®など）静注用製剤の効能効果は『全身麻酔の導入』『局所麻酔時の鎮静』であり、同名の内服薬の効能効果にある『不眠症』の適応はなく、せん妄で不眠の患者さんに対して内服薬の代替として注射薬を用いるのは適応症の混同といえます。また、ミダゾラム注射液（ドルミカム®）の効能効果は『麻酔前投薬』『全身麻酔の導入及び維持』のほか、『集中治療における人工呼吸中の鎮静』が認められていますが、集中治療でかつ人工呼吸中という制約が明記されており、一般病棟でのせん妄は該当しません。
- 厳密に添付文書に従うと、一般病棟でのせん妄にベンゾジアゼピン注射薬は使用できません。しかし実際は、緊急性が高く、その利益が危険を上回ると考えられる場合『医師の裁量』として実施されています。そのため、表2の1.で示したように、事前に、せん妄に対してこの方法を行う可能性と危険性を十分、患者本人・家族に説明し了解いただく必要があります。そして、実施の際は医師が、患者さんの状態を診察し、使用の可否を判断し、投与あるいは投与を指示し立ち会います。「不穏時、不眠時サイレース1A点滴」のような指示をしてはいけません。事実、日本総合病院精神医学会の『せん妄の治療指針』[1]では、投与者を明記していま

表2　鎮静のためのフルニトラゼパム静注の8つの鉄則

1. 前もって使用する可能性と危険性を十分患者本人・家族に説明しておく
   説明例：呼吸抑制・血圧低下・奇異反応が生じうること
2. 興奮が強く，ほかの方法では患者本人の身体安全が確保できない，また治療的接近や検査，生命維持のための医療処置が困難な場合に限る
3. フルニトラゼパム　1A　2 mgを10倍以上で希釈
   ・20 mL蒸留水または100 mL生食に混じる（点滴は例外的方法）
4. モニタリングと蘇生の準備
   ・心電図・脈拍数・血圧・呼吸数・酸素飽和度のモニター装置
   ・アンビューバッグ，酸素投与物品
   ・拮抗薬フルマゼニル（アネキセート®）
5. 医師が緩徐に（最低2分以上かけて）静注
6. 入眠した時点で静注を中止する（滴定静注）
7. その後は15分おきに90分まではバイタルモニター監視
8. 不動化による合併症に注意
   ・せん妄誘発，褥瘡，転倒，肺塞栓，誤嚥性肺炎など

せんが，実際のアクシデント事例では，「投与時に医師がベッドサイドから離れていたこと」が問題視されています[2]．

● 3. の希釈方法については，添付文書では，『注射用蒸留水にて2倍以上に希釈調製し，できるだけ緩徐に（フルニトラゼパムとして1 mgを1分以上かけて）静脈内に注射』とあります．私たちは調製のしやすさと，より細かく投与量を設定できるように，10倍希釈を推奨しています．点滴については，静注よりも安全という根拠は乏しく，むしろ投与中，投与後の患者観察が不十分となる危険もあることや，投与法が明らかになっているフルニトラゼパムの医療事故報告はすべて点滴投与事例である事実[3]から，例外的な方法とすべきです．

● 続いて，投与実施の際の重要な要件は，4. に示した事前の蘇生や呼吸管理の準備，6. の少量の静注を繰り返し患者さんが入眠した時点で投与を中止する『滴定静注』，そして，7. の投与後の15分おきに90分までのバイタルモニター監視です．この監視間隔は1992年に発表され[4]，その後，フルニトラゼパムを含む薬物鎮静により蘇生後脳症となった精神科入院患者さんの損害賠償に関する東京高等裁判所の判例で，医療側の『経過観察義務違反』を認める根拠の1つとなりました[5]．

● 本コラムで述べた薬剤選択や手技は，現在のわが国の添付文書上の保険適用外の用い方が含まれており，また，今後の臨床知見や有識者や学術的なコンセンサスにより改変される可能性があることをお断りします．これらの資料をうのみにすることなく，それぞれの施設の対象患者さんの特徴や，施設の強みと限界を十分把握したうえで，複数の関係者で，より安全な運用方法を検討していただきたいと思います．

● 文献
1) 日本総合病院精神医学会薬物療法検討小委員会：せん妄の治療指針，星和書店，2005
2) サイレースが誤って急速点滴静注され一時心停止をきたした事例．患者安全推進ジャーナル **29**：4-14，2012
3) 石川博康：ベンゾジアゼピン注射剤のリスク管理問題．精神科治療学 **28**（12）：1649-1656，2013
4) 計見一雄：精神救急ハンドブック，新興医学出版社，1992
5) 東京高等裁判所平成13年9月26日判決．判例タイムズ113, p.235, 2004

索 引

和文索引

あ

悪性症候群　148
アセスメント　32, 102
アセスメントツール　39, 103
アルコール離脱せん妄　12, 122, 141
アンガーコントロール　105
安心　49, 50, 51
安全　49, 50, 88
意識障害　9
一過性のせん妄　19
医療費　4
インシデント　88
ウルトラディアンリズム　73
エビデンス　26
炎症反応　127, 130

か

概日リズム　73
ガイドライン　26, 27, 29
過活動型せん妄　38, 41, 125
環境への不適応　15
環境要因　71
患者安全　49, 50, 88
危険　92
危険行動　9
危険予知訓練　93
記録　102, 103
警鐘的事例　88
抗コリン作用薬　129
抗精神病薬　144, 145, 151
向精神薬　137
興奮　9

こ

国際疾病分類　9, 37
コーピング　105, 106
コミュニケーション　51
コミュニケーションエラー　99, 101
コミュニティ　116
混合型せん妄　41, 125
困難感　107
混乱　9, 58

さ

サーカディアンリズム　56, 73
死亡率　4
重症化　46
終末期　62
術後せん妄　11, 58, 59, 60, 67
術後疼痛　60
準備因子　123, 134
準備因子-直接因子モデル　124
神経学的所見　23
進行性のせん妄　19
身体拘束（家族への説明）　80
身体拘束（急性期病院全般）　86
身体拘束（急性期病院の高齢者に対して）　85
身体拘束（実施・解除の判断）　83
身体拘束（せん妄に対して）　82
身体拘束（法律・倫理）　81
身体拘束（目的・手順）　78
身体拘束（ICUでの）　57
身体拘束3原則　79
診断　32
睡眠援助　56
ストレスマネジメント　104, 106
生活リズム　48, 73, 74, 75, 103

精神運動行動　36
精神障害の診断・統計マニュアル　9, 37
生体リズム　73
セルフモニタリング　105
せん妄（一過性）　19
せん妄（進行性）　19
せん妄（不可逆性）　20
せん妄ケアの改善　113
せん妄ケアのシステム　113
せん妄の
—アセスメントツール　39, 103
—アセスメントプロセス　35
—ガイドライン　27
—記憶　2
—具体例　11
—原因　122, 123
—診断　37
—前駆症状　36
—体験　2
—定義　120
—ハイリスク因子　43
—発症（身体で起きること）　127
—発症（細胞で起きること）　130
—発症（脳で起きること）　128
—発症メカニズム　125
—発症予測　42, 43, 44
—頻度　121
—リスク　25
—歴史　120
せん妄予防　18, 70
せん妄を起こしやすいくすり　136
せん妄を鎮めるくすり　142, 148
早期介入　18
早期発見　18

た

多重課題　5
多職種チーム　96, 117
チェックリスト　101
チーム　96, 108, 109, 111, 116

チームアプローチ　116
チームビルディング　98
長期化　48
超日リズム　73
直接因子　123, 132
直接ケアチーム　98
鎮静　56, 62, 91, 147
鎮静スケール　54
鎮静薬　147, 152
低活動型せん妄　38, 41, 52, 125
定型抗精神病薬　145
低血糖　11
デイリーハッスル　105
転倒予防　89
疼痛　60
トランキライザー　145

な

ナースコール　36
ニーチャム混乱/錯乱状態スケール　40
認知機能障害　4
認知症　13, 63, 148

は

廃用症候群　82
ハイリスク　43, 66
非定型抗精神病薬　145
評価　32, 70
不安緊張　58
不穏　9
不可逆性のせん妄　20
不随意運動　23
不適応行動　10
ベンゾジアゼピン系薬剤　139, 141, 151
暴力　92
暴力防止プログラム　93

ま

マイナートランキライザー　145
マネジメントチーム　98

メジャートランキライザー　144, 145

や

夜間せん妄　49
薬剤性せん妄　137, 138, 149
有害事象　4
誘発因子　123, 133
ユーモア　106
予後　4, 56

ら

ライン類の管理　61
リエゾンチーム　109, 111
離床センサー　89
リソースチーム　98
離脱症状　148
リポウスキー　41
倫理観　50

欧文索引

CAM（Confusion Assessment Method）　39
CAM-ICU（Confusion Assessment Method for the ICU）　54
DRS-R-98（Delirium Rating Scale-Revised-98）　39
DSM　9, 37
EBP（Evidence-based Practice）　26
ICD-10　9, 37
ICUにおけるせん妄　52, 53, 54, 56, 57
JNCS　39
KYT　93
MDAS（Memorial Delirium Assessment Scale）　39
NEECHAM Confusion Scale　39
PDCAサイクル　33
RASS（Richmond Agitation-Sedation Scale）　54

"どうすればよいか？に答える"
せん妄のスタンダードケア Q&A 100

2014年3月25日　第1刷発行	編集者　酒井郁子, 渡邉博幸
2015年9月20日　第2刷発行	発行者　小立鉦彦
	発行所　株式会社 南 江 堂
	☒113-8410　東京都文京区本郷三丁目42番6号
	☎(出版)03-3811-7189　(営業)03-3811-7239
	ホームページ http://www.nankodo.co.jp/
	振替口座 00120-1-149
	印刷・製本　横山印刷
	装丁 レディバード

Ⓒ Nankodo Co., Ltd., 2014

定価は表紙に表示してあります．
落丁・乱丁の場合はお取り替えいたします．

Printed and Bound in Japan
ISBN 978-4-524-26902-0

本書の無断複写を禁じます．

|JCOPY| 〈(社) 出版者著作権管理機構 委託出版物〉

本書の無断複写は，著作権法上での例外を除き，禁じられています．複写される場合は，そのつど事前に，
(社) 出版者著作権管理機構 (TEL 03-3513-6969, FAX 03-3513-6979, e-mail: info@jcopy.or.jp) の
許諾を得てください．

本書をスキャン，デジタルデータ化するなどの複製を無許諾で行う行為は，著作権法上での限られた例外
(「私的使用のための複製」など) を除き禁じられています．大学，病院，企業などにおいて，内部的に業
務上使用する目的で上記の行為を行うことは私的使用には該当せず違法です．また私的使用のためであっ
ても，代行業者等の第三者に依頼して上記の行為を行うことは違法です．

南江堂　看護書籍のご案内

ナースが現場でつまずく"くすりの疑問を即解決

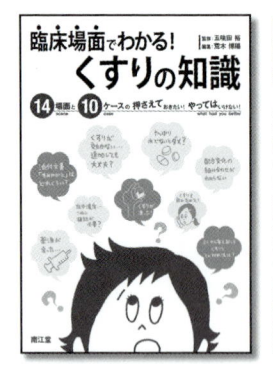

臨床場面でわかる!
くすりの知識
14場面と10ケースの押さえておきたい! やってはいけない!

具体的な臨床現場に即してくすりの知識を理解できる実践書. くすりに関する14場面, 10ケース, さらにそこから生まれる62の疑問をもとに臨床に生かせるくすりの知識を解説. 星印のランクづけによって, 禁忌・重要事項を, メリハリをつけて理解できる. "くすりの事典"としても使える.

監修　五味田　裕
編集　荒木 博陽
B5判・288頁　2013.3.
ISBN978-4-524-26806-1
定価（本体2,800円＋税）

よくある事例をピックアップ
現場に生かせる具体的な解決法がわかる

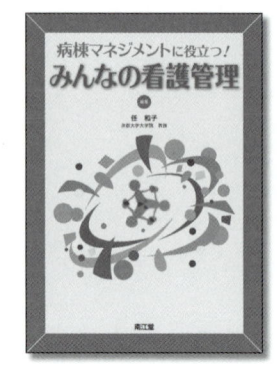

病棟マネジメントに役立つ!
みんなの看護管理

目標設定, 人材育成, モチベーション, キャリアアップ, 人間関係, ストレス, 交渉, 会議, 残業時間, 離職率など, 看護職が抱える様々な悩みを解決するための1冊. PDCAサイクルなどマネジメントに役立つ理論や, 問題解決の事例を豊富に収載. 看護師長, 主任, リーダー, 専門・認定看護師といった組織を動かす仕事をしている方には必読の書. 新人看護師や学生の教育・自己学習にも.

編集　任　和子
B5判・164頁　2013.6.
ISBN978-4-524-26858-0
定価（本体2,400円＋税）

"脳がわからない"がなくなる
脳機能障害の入門書にして最良の実践書

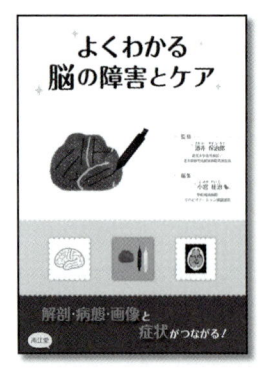

よくわかる
脳の障害とケア
解剖・病態・画像と症状がつながる!

多種多様な脳機能障害の症状を予測しケアに役立つ方法を, 「脳の解剖」「脳の病態」「脳の画像」「脳の神経心理症状」から解説. 本書を読んで, これらの結びつきを知れば, 脳の障害へのケアは劇的に変わる! 何十年にもわたる著者の経験が詰まった臨床知の結実.

監修　酒井保治郎
編集　小宮　桂治
B5判・208頁　2013.3.
ISBN978-4-524-26477-3
定価（本体2,500円＋税）

新人ナースの"はじめての夜勤"もこわくない

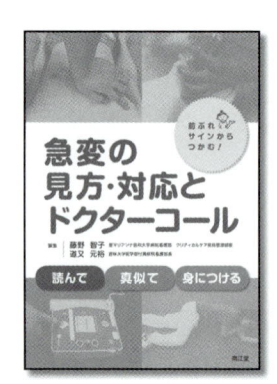

急変の見方・対応と
ドクターコール

ナースにとっての一大事である患者急変のアセスメントと対応, 医師を呼ぶテクニックが実践的に学べる一冊. 症状・訴え・場所別の"よくある急変事例"をピックアップし, なぜ起こっているか, どう対応するかをプロの視点で解説. いざという事態を先取りし, 患者の不幸な転帰をナースの力で回避するワザが満載.

編集　藤野智子
　　　道又元裕
A5判・188頁　2011.6.
ISBN978-4-524-26098-0
定価（本体2,200円＋税）

"原則"ではわからない感染予防の盲点をなくす

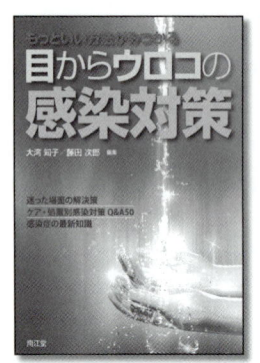

もっといい方法がみつかる
目からウロコの感染対策

ゼロにできない院内感染にお悩みのナース必見. 「わかったつもり」「できているつもり」の落とし穴にハッと気づかされるような事例や方法を根拠に基づいて解説. 院内のマニュアルに掲載されていない, 日々の悩みの種を解決する"目からウロコ"の一冊.

編集　大湾知子
　　　藤田次郎
B5判・166頁　2012.2.
ISBN978-4-524-26929-7
定価（本体2,400円＋税）

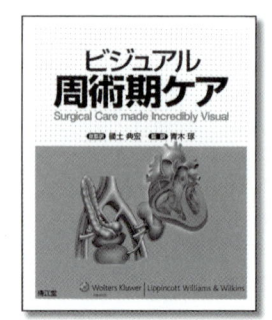

本当に知りたかった
術前術後ケアのコツが手にとるようにわかる

ビジュアル
周術期ケア

周術期にかかわるナースが知っておきたいケアをビジュアルに解き明かす実践書. 術前術後管理の基本からやや高度な麻酔の知識まで, 豊富なイラスト・写真とともに解説. 部位別の手術の概要や, 身体侵襲の影響とその影響を軽減するための看護ケアのコツなど, 明日行う術前処置, 術後管理, 早期離床にすぐに役立つ1冊.

総監訳　國土典宏
監訳　青木　琢
B5変型判・208頁　2013.7.
ISBN978-4-524-26901-3
定価（本体3,000円＋税）

南江堂　〒113-8410　東京都文京区本郷三丁目42-6（営業）　TEL 03-3811-7239　FAX 03-3811-7230